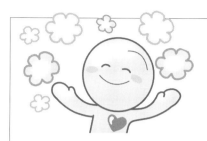

イラスト版 13歳からの メンタル ケア

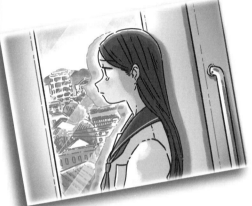

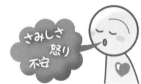

さみしさ 怒り 不安

安川禎亮 [編著]
北海道教育大学教職大学院長、臨床心理士

柴田題寛 [著]
北海道教育大学附属釧路中学校教諭

木須千明
北海道教育大学附属釧路中学校養護教諭

心と体が らくになる 46のセルフ マネジメント

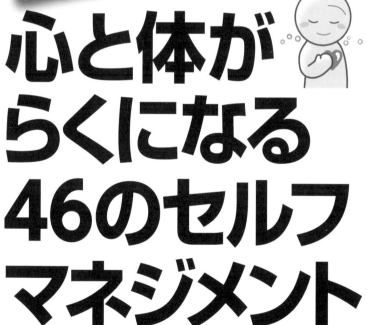

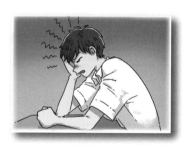

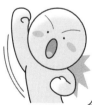

合同出版

この本を読むあなたへ

今あなたの心はどんな状態ですか?

「気持ちが落ち着かない」

「ささいなことも気になってしまう」

「周りの人からどう見られているか気になってしょうがない」

「いらだちをため込んで自分を責めてしまう」

心も体も成長する 10 代だからこそ、怒りや不安、あせり、無力感、自己否定、孤独感など今まで味わったことのない感情が現れて戸惑うことがあるでしょう。

10 代は、家族や友だちなどの人間関係の悩みのほか、中学校や高校への進学、受験、進路選択など環境の変化が多く、悩みがつぎつぎと現れてきます。

さまざまな心の悩みが体に現れることもあります。「体がこわばって手足が震える」「よく頭痛や腹痛がある」「のどが詰まったような感じがある」「朝、体が動かない」など、心の不安や緊張が、体の不調につながっている場合も多いのです。

あなたはきっと、がんばり屋さんなのでしょう。真面目で一生懸命に生きているからこそ、心と体にストレスをため込んでしまうのです。

この本では、実際に 10 代の人たちが感じているさまざまな心身の状態を調査し、46 の事例を紹介しました。自分自身の心の状態をどうケアしていったらよいのか、自分でできるメンタルケアを紹介しています。

自分でできそうだなと思った方法から、どうぞ試してみてください。

この本のメンタルケアの中心になっているのは、ストレスマネジメントの考え方や技法です。ストレスマネジメントとは、ストレスについて学び、自らストレスを軽くする方法や考え方を身につけることです。ストレスそのものをなくすことでは

なく、「マネジメントによって心をらくにしよう」という学問です。

　たとえば、

　　・がんばりすぎたから→少し休もう

　　・緊張してきたから→まずは深呼吸しよう

　　・人ごみに疲れたから→自然に触れよう

　など、ちょっとしたことで心の切り替え（コーピング）ができてらくになれるのです。

　しんどいなと思ったときは、少し休んで、ゆるやかに過ごし、自分をいたわってみてください。「心」と「体」がらくになったらまた進んでいけばいいのです。

　どんなストレスを抱えているのか、まずは次ページのストレスチェックで確かめてください。

安川禎亮

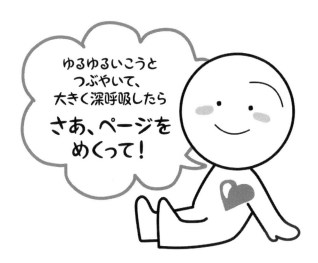

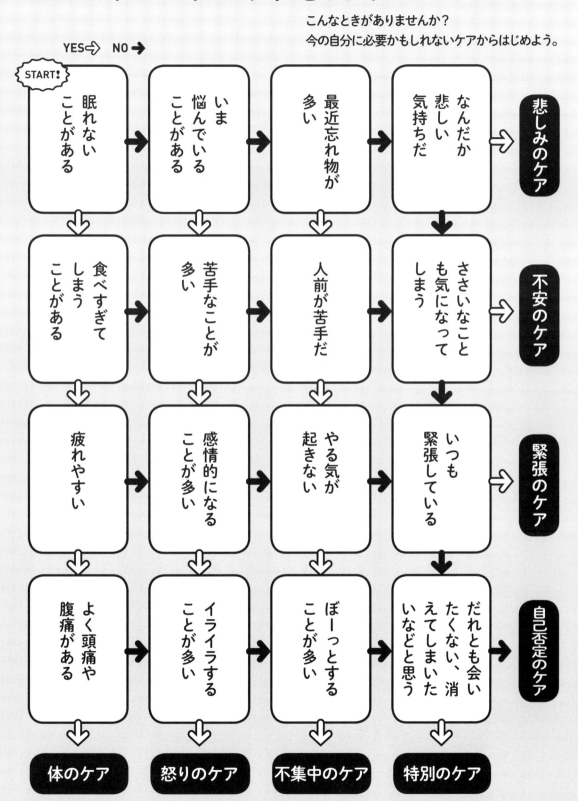

ストレスチェックをしよう！

こんなときがありませんか？
今の自分に必要かもしれないケアからはじめよう。

YES⇒　NO➡

START！

眠れないことがある	いま悩んでいることがある	最近忘れ物が多い	なんだか悲しい気持ちだ	悲しみのケア
食べすぎてしまうことがある	苦手なことが多い	人前が苦手だ	ささいなことも気になってしまう	不安のケア
疲れやすい	感情的になることが多い	やる気が起きない	いつも緊張している	緊張のケア
よく頭痛や腹痛がある	イライラすることが多い	ぼーっとすることが多い	だれとも会いたくない、消えてしまいたいなどと思う	自己否定のケア

体のケア　怒りのケア　不集中のケア　特別のケア

CONTENTS

ドキドキする

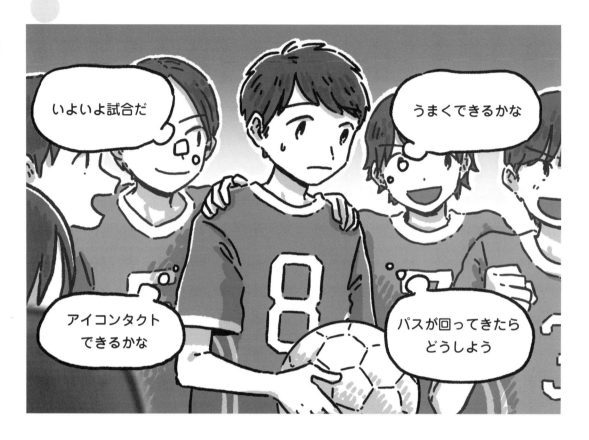

　「ドキドキ」することは、日常生活のなかには数え切れないほどたくさんあります。

　授業中に発言を求められたとき、あまり親しくない人と話をしなければならないとき、席替えのとき、部活動の大会や習い事の発表会のとき……。

　「ドキドキ」を感じるときの心の中は、「不安」や「緊張」でいっぱいの状態です。でも、「前向きな気持ち」のときも、同じように心臓の鼓動を感じることがあるでしょう。

　不安からくる「ドキドキ」は、プラス思考で「ワクワク」に変えることができます。「ドキドキ」を「ワクワク」に変換してみましょう。

プラス思考で「ドキドキ」を「ワクワク」に！

　前向きで何事にも積極的になれる心の状態をプラス思考といいます。不安や緊張はだれでも感じる当然の感情です。しかし、それを過度に感じてしまうことで、本来の人間性や能力を発揮できないこともあります。

気持ちをプラス思考に変換！

失敗したら……。	➡	ここで成功すれば……。
どうせ……。	➡	どうせなら……。

　日常的にプラス思考に変換することを習慣化することで、ドキドキをワクワクに変換することができます。

ストレスコーピング　姿勢から心にアプローチ

　落ち込んだり、自信がないときは、体が自然と下を向き、背中が丸まりがちです。逆に気持ちが前向きになると視線も上向きになります。

　心の状態と姿勢は連動しています。姿勢をよくすることで、心もコントロールすることができるのです。不安なときほど、胸を張ってよい姿勢を意識しましょう。

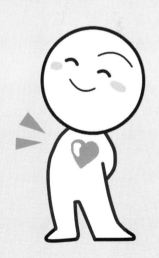

 POINT
　①プラス思考を習慣化しよう
　②胸を張って姿勢をよくしよう

気持ちが落ち着かない

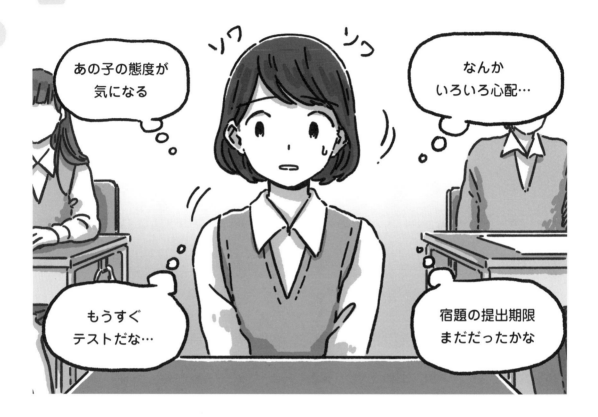

　なにかがあるわけでないけれど、なんだかソワソワして気持ちが落ち着かないことがあります。原因がわかれば対処法も考えられるのに、原因も思い浮かばない、なんてこともあるでしょう。

　そんなときは、まずしっかりと休養をとりましょう。大きな問題を抱えていなくても、小さなことが積み重なり、少しずつあなたの心と体を苦しめているかもしれません。

　疲れた心と体で先のことを考えると、なにも起きていないのに不安を先取りしてしまい、ネガティブな思考に流れがちになります。

　気持ちが落ち着かないときは、先のことや過去にとらわれず、「今このとき」に目を向けてみましょう。

マインドフルネス

自分の体の一つひとつに心をとめながら、「今」に目を向けましょう。

❶体の力をぬいて横たわり、鼻から息を吸って、口からゆーっくり吐きます。その呼吸をくり返します。

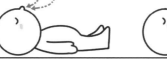

❷呼吸をくり返しながら、体のすみずみに意識を集中させていきます。

❸まず、床と体が触れている感覚に意識を集中させます。息を吐くたびに、横たわっている全身の感覚を感じ取ります。

❹息を吸ったときにお腹がふくらんで、吐いたときにお腹がへこむのを感じ取ります。

❺意識を足に集中させます。両足のつま先にどのような感覚があるでしょうか。なにも感じない場合は、感じないということだけで大丈夫です。わずかに感じる場合は、そのわずかな感覚に意識を集中させてみましょう。

❻息を吸ったときに、新鮮な空気が体中に行き渡り、足のつま先まで届くのをイメージしましょう。息を吐いたときには、逆に足先から口を通って外へ出て行くのをイメージしましょう。

❼次に、意識をつま先から解放し、足の裏へと移します。その後、足の甲、かかとへと意識を移動させていきます。

❽次に、足首、すね、ひざ、太もも、おしり、腰、背中、お腹、胸へ。

❾次に、両手の指先、手のひら、手の甲、手首、ひじ、腕全体、肩、首、顔へと。

❿最後に、今、心が全身に向いている感覚を感じ取りましょう。

POINT

①ゆっくり休養をとろう
②瞑想（めいそう）で今に目を向けよう

3 リラックスできない

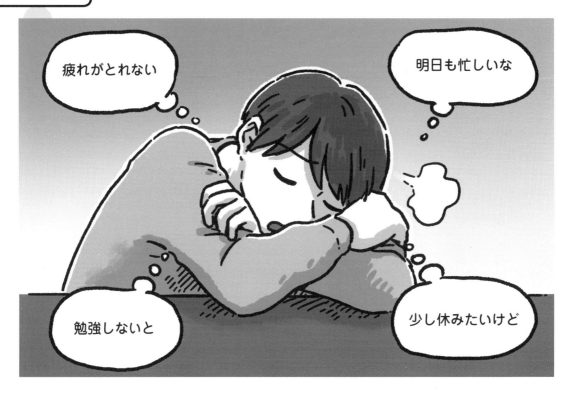

　リラックスしたいと思っているのに、どうしてもリラックスできないのはなぜでしょうか。

　もしかして、勉強や部活動などで忙しい日々を過ごしていませんか。

　じつは、毎日を忙しく過ごしていると、いざリラックスしようとしてもリラックスできない状態になってしまいます。そして、その状態が長く続いてしまうと、「自律神経」のバランスが崩れてしまうこともあります。自律神経は、本人の意志とは関係なく、呼吸、血液循環、体温調節、消化、排泄などの「生きる」ための機能を無意識のうちに調節する働きをしています。バランスが崩れると、体の痛みや精神的な落ち込みなど、心身にさまざまな影響が出ます。

　そうなってしまう前に、自分の心と体をリラックスさせる方法を身につけましょう。

第2の心臓からアプローチ

　ふだんからリラックスする時間をとるように意識してみましょう。ちょっと机を離れて好きな飲み物をゆっくり飲んでみてはどうですか。好きな香りをかぐのもよいでしょう。匂いは脳にダイレクトに作用するので、好きな香りをリラックスタイムに生かすと心が落ち着きます。

　また、リラックスタイムに足のマッサージもよいでしょう。ふくらはぎから足先にかけては、血液を上半身に送り返すポンプの役割を果たしているため、「第2の心臓」と呼ばれています。足湯などで足を温めれば、全身の血行がよくなってリラックスすることができます。また、足先からふくらはぎをやさしくマッサージすることも効果的です。

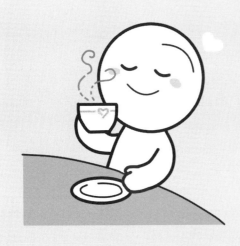

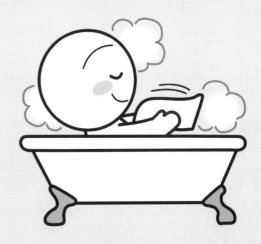

POINT

①好きな香りをかいで落ち着こう
②足先からふくらはぎをマッサージしよう

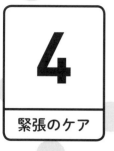

4
緊張のケア

体がこわばって
手足が震える

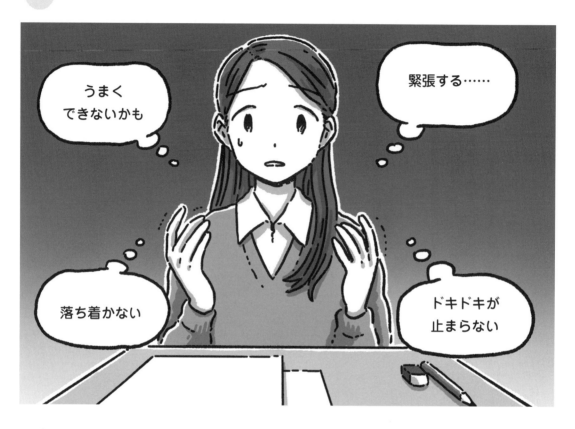

あなたは今、ふだん慣れないことや苦手なことにチャレンジしようとしているのです。体の震えは、あなたが本気でがんばろうとしている証です。

人は一生懸命がんばろうとするとき、体に震えが生じることがあるのです。ですから、手足が震えるほど不安を感じているにもかかわらず、がんばろうとしている「あなた」自身を、これまでの「あなた」の努力を、まずはほめてあげましょう。そして、そんな「あなた」を自分自身で励ましてあげましょう。

決して、いつも以上を求めるのではなく、いつも通りの「あなた」で大丈夫です。

まずはリラックスしてみよう

　今のあなたはとても緊張していて、体がこわばっている状態です。31 ページのイメージ呼吸法などのリラクセーションを行なって、リラックスしてみましょう。

　また、人は見通しが持てないと不安になります。逆に、将来の見通しがしっかり持てているほど安心できます。見通しを持つために、具体的に計画を立てててみましょう。

具体的な計画を立てる

　時間・行動・留意点など細かく具体的に計画を立てましょう。

○月○日○曜日　

チャレンジ		コーピング	自分にメッセージ
9:00 〜 12:00	テスト	・深呼吸 ・タッピング (87 ページ)	★今までがんばったから、大丈夫 !!
〜 13:00	お弁当		★ゆっくり食べよう！
〜 15:00	発表	・姿勢よく ・アサーション (59 ページ)	★背伸びしないで、いつも通りにしよう！
〜 17:00	帰宅		
〜 20:00	お風呂、食事	・リラックスタイム	★おつかれさま、よくがんばったね！
〜 23:00	テレビ、ゲーム、日記	・軽いストレッチ	★早めに寝て、すっきりしよう！

 ①体をリラックスさせよう
②具体的な見通しを持とう

ほかの人が怒られたときに不安になる

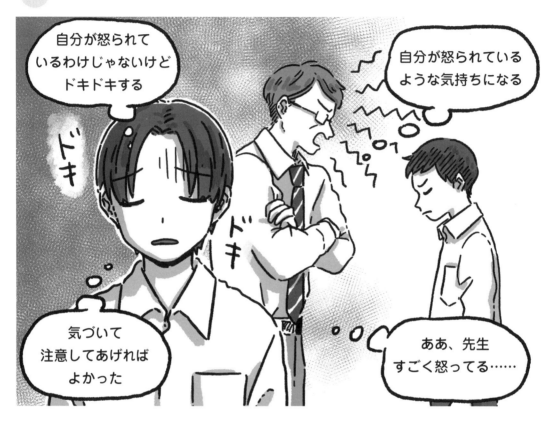

　自分以外のだれかが怒られている場面で、緊張したり不安になったり、心臓がドキドキしたりするあなたは、とても心がやさしい人です。だれかが怒られていることに心を痛めたり、自分が怒られているような気持ちになったり、先生が怒っている状況に強い不安を感じることが多いのではないでしょうか。

　あなたはとても感受性が豊かで、周囲に対しても少し敏感な性格の持ち主です。これは、生まれ持った気質によるもので、ストレスがたまっているときなどはとくに不安が強くなることもあります。

　でも、多くのことに気づき、他人のささいな変化も見逃さないあなたのアンテナの高さは、長所にもなりえます。

気づいたら声をかけてあげよう

　ほかの人が怒られているのを見て不安になってしまったときは、その場で深くゆっくりとした呼吸をくり返して、自分の気持ちを落ち着かせましょう。

　つねに注意深く周囲を観察しているあなたは、他人の気持ちに寄り添い、他人を救うことができる人です。あなたが不安になったとき、怒られている人はもっと不安です。その人が一人になったとき、「大丈夫？」「先生こわかったね」と声をかけてあげましょう。

1人で何かに没頭する時間をつくる

　感受性の強いあなたは、周りの出来事やだれかの感情に心が乱れてしまいがちです。1日のうち、少しの時間、一人で過ごす時間をつくることでらくになります。

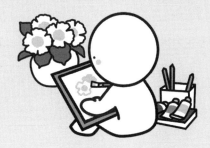

　一人の時間には絵を描いたり、なにかものづくりをしたりするなど、感受性の強さを生かして没頭できることをしてみるのもおすすめです。

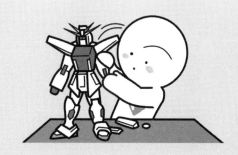

 POINT　①声をかけて、同じ気持ちなのを確認しよう。
　　　　　　　自分も相手も救われます
　　　　　　②一人でなにかに没頭する時間をつくろう

6 人が多いところが苦手

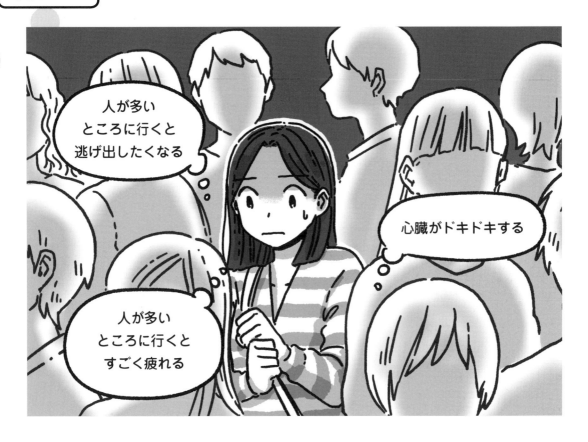

　人が多いところに行くと、その場から逃げ出したくなったり、過度に疲れたり体調が悪くなったりしませんか。無理に人混みに行く必要はありません。

　今のあなたは心の状態が不安定で、周りの人や景色、雑音なども大きな刺激となって苦しくなってしまっています。心の状態は、安心できる場所でしっかり休めば必ずよくなります。今は無理に人が多いところに行かずに、静かな場所でゆっくり過ごしましょう。

　心の状態が不安定な人とは別に、もともと人が多いところが苦手な人もいます。世の中には大勢の人と関わらない仕事もたくさんあります。自分が自分らしく過ごせる未来は必ずあるので、安心してください。

自然は好きですか？

森林浴（森林など、自然豊かな場所で休んだり、ウォーキングをすること）は、ストレスホルモンと言われるコルチゾールが減少したり、病気と闘うNK（ナチュラルキラー）細胞が増加したりなどの効果が報告されています。

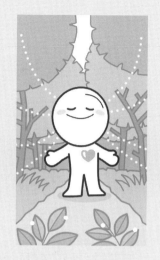

今は人が多いところに無理をして行く必要はありません。身近に自然を感じられるように意識して生活してみましょう。

自然とふれあう

■室内で

・ポスター、カレンダー、絵葉書や動画などで大自然の美しい景色を眺めましょう。
・観葉植物、花、球根、ハーブなどの植物を育ててみましょう。

■屋外で

近所の公園、神社、お寺、通学路、校庭などで緑を見つけてみましょう。

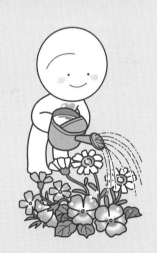

ほかにも、川や海を眺めたり、空を見上げるなど自然を身近に感じて、心を癒しましょう。

①無理に人が多いところに行かないようにしよう
②自然とふれあって心を癒そう

7 ささいなことも気になってしまう

不安のケア

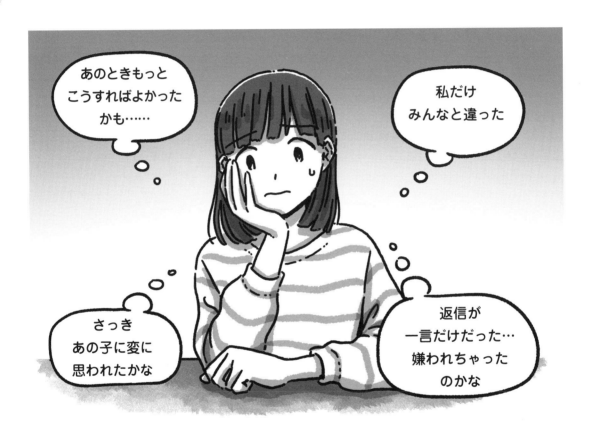

　ささいなことでも気にしてしまい、1日中そのことが頭から離れなくなってしまうことがあります。気にしたことを引きずってしまい、気持ちが落ち込むこともあるでしょう。

　それは、あなたがいつも周りのことをよく見ている証拠です。みんなが気づかない小さな変化にも気づいたり、だれかをそっと支えてあげたり、あなたのその慎重で注意深い性格に救われている人も必ずいます。

　ただし、気になりすぎて苦しくなってしまうのであれば、ゆっくりでいいので、考え方のクセを見直してみましょう。

自分を認めてあげよう

　自分に自信がなく、ささいなことも気になってしまうのは、無意識に他人と比較したり、周りの目を気にしているからではありませんか。あなたはあなたのままでいいのです。大切なことは、どんな自分自身も丸ごと認めてあげることなのです。

　今後、あなたのその性格を活かすことのできる役割や場面もたくさんあるはずです。

とにかく紙に書き出す

　紙を用意して、気になっていることをとにかくたくさん書き出してみましょう。自分が感じるまま、素直な気持ちを書きましょう。できるだけ細かく書きましょう。そして、書き出したことについて、「終わったこと」「どうにもならないこと」を丸めて捨てましょう。アウトプットする（外に出す）ことで、自分を客観視することができ、不安が軽くなります。

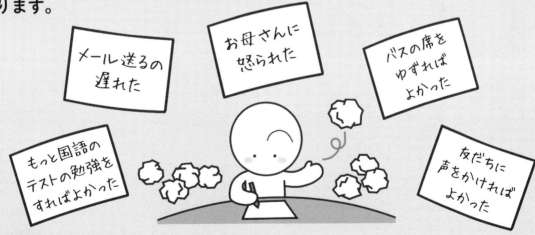

POINT
①自分自身を認めてあげよう
②気になっていることをできるだけ細かく、たくさん書き出してみよう

8 周りからどう見られているか気になる

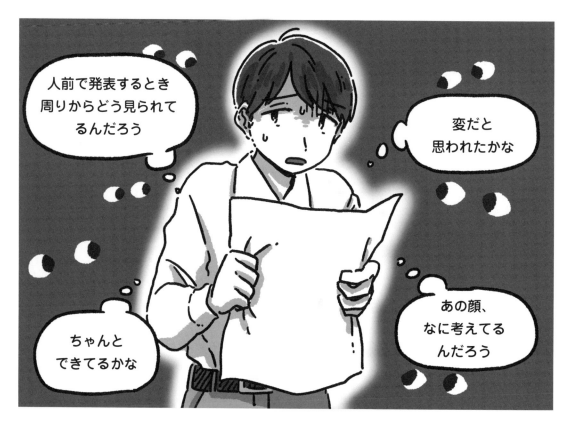

　つねに周りの目を気にしているあなたは、いつもびくびくしてしまい、ストレスを感じていることでしょう。自分に自信がなく、周りの評価を気にしてしまうようです。

　大切なのは、「あなたはあなたのままでいい」ということです。まずは基準を「他人」から「自分」に変換してみましょう。「自分はどう思っているのか」、「自分はどうしたいのか」考えるクセをつけていきましょう。

　もし、緊張や不安が大きくて自分に意識を向けられないときは、呼吸法などのリラクセーションを実践してみましょう。

自分らしくいられる場所はどこ？

　あなたがあなたらしくいられる場所はありますか。家でもよいし、部活でもよいし、小学校のときの友だちといるときなどでもよいでしょう。自分の居場所があるということは、ありのままの自分でいられる場所があるということです。自分の居場所を大切にしましょう。

自分を基準にする

　今までのあなたは、つねに「他人」が基準でした。これからは「自分」を基準にしてみましょう。

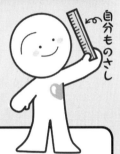

自分ものさし

今の自分の気持ちは？
前の自分と比べてどう？
自分はどうしたい？

POINT

①自分らしくいられる居場所を見つけよう

②自分を基準にして考えるクセをつけよう

気になることが 頭から離れない

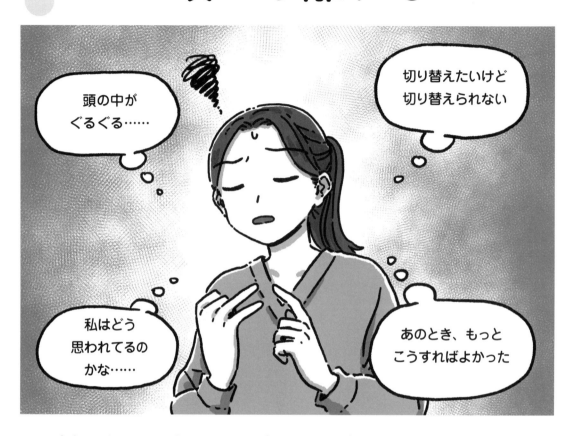

　一度気になってしまったことがあると、ずっと頭の中をぐるぐるめぐって「あのとき、もっとこうしていれば……」「あのとき、どう思われただろう……」と気にしてしまうあなた。ふだんから自分や他人の言動のささいなこともふり返っていて、つねに最善をめざしている意識の高さがうかがえます。ほかの人にはなかなかまねできることではありません。

　もう過ぎたことだから忘れてしまいたいと思っても、つい引きずってしまいがちで、気持ちの切り替えが少し苦手なようです。「忘れよう忘れよう」と思っても、よけいに頭の中でぐるぐるしてしまい、なかなか忘れることができません。そんなときは、気持ちを切り替えるためのスイッチの数を増やしましょう。

切り替えスイッチを探そう！

　気持ちの切り替えスイッチの数や種類が多ければ多いほど、心身ともに健康でいられるといわれています。どんなささいなことでもよいのでたくさんの切り替えスイッチを持っておきましょう。

　たとえば、「おいしいケーキを食べる」「好きなドラマを見る」なども立派なスイッチになります。

スイッチレパートリーを書き出す

　どんな切り替えスイッチでも OK。思いつくまま、できるだけたくさん書き出してみましょう。書き出したら、全部のスイッチを押してみましょう。

1	楽しくダンスをする	11	机の片づけをする	21	花に水をやる
2	部屋のそうじをする	12	ゲームをする	22	日記をつける
3	草むしりをする	13	部屋の模様替えをする	23	本を読む
4	好きな音楽を聞く	14	散歩する	24	ジグソーパズルをする
5	寝る	15	犬と遊ぶ	25	メダカにえさをやる
6	自転車でのんびり走る	16	「今日の一句」をつくる	26	好きな飲み物を飲む
7	マンガを読む	17	絵を描く	27	日記をつける
8	アイスクリームを食べる	18	家族としゃべる	28	歌を歌う
9	お笑い番組を見る	19	作詞作曲する	29	猫と遊ぶ
10	料理をつくる	20	シャワーを浴びる	30	トイレに行く

スイッチ ON！

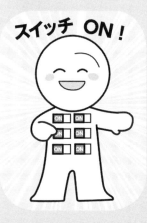

POINT

①どんな小さなことでも OK。できるだけたくさんの切り替えスイッチを持とう

②スイッチはすべてあなたを助ける財産です

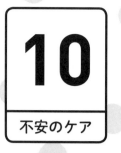
失敗したら
どうしようと思う

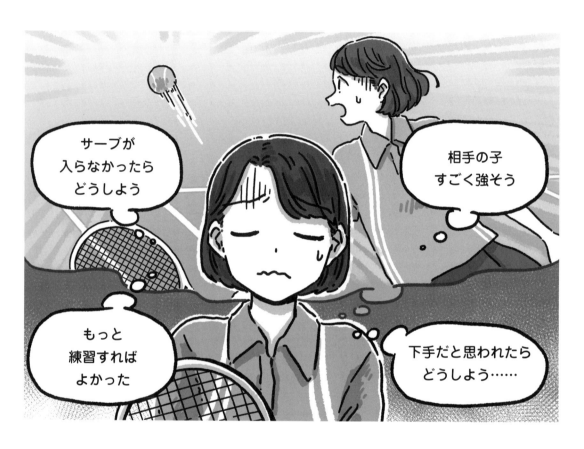

　「失敗したらどうしよう」と思っているあなたは、きっと今、大事な場面に立ち向かおうとしているのでしょう。それだけ、これまで一生懸命がんばってきた証拠です。あなたのがんばりを見ている人は必ずいます。

　人間が最大の力を発揮できる状態は、リラックスと緊張の間といわれています。だれしも、先が見えない未来は不安になります。逆に、具体的なイメージがあれば安心して先に進めます。あなたの持つ力を発揮できるよう、イメージトレーニングを行ない、安心して大事な場面に立ち向かえる心身の状態をつくりましょう。

イメージトレーニング

　イメージトレーニングは、事前に頭の中でシミュレーションするトレーニングです。事前に明確な成功のイメージを描くことができれば、本番はイメージ通りにやるだけです。

　より具体的なイメージができれば自信を持ってのぞむことができます。

❶自分の「こうありたい」というイメージを思い浮かべましょう。

❷それがその通り成し遂げられたあとのイメージを思い浮かべましょう。

❸❶、❷を「自分視点」でイメージしましょう。

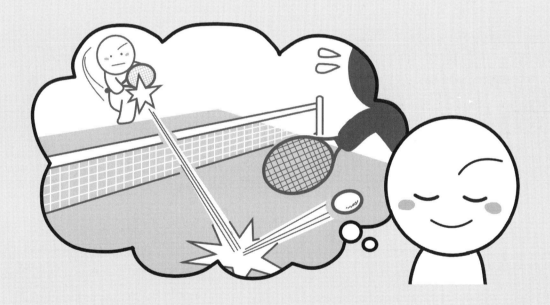

 ①成功のイメージを具体的に描いて自信を持とう

②イメージトレーニングは、リラックスした状態で行なうとより効果的。
29 ページや 31 ページの散歩や呼吸法のリラクセーションを実践して
トレーニングを行なおう

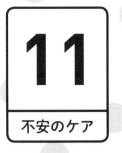

11

不安のケア

この決断でよいか迷ってしまう

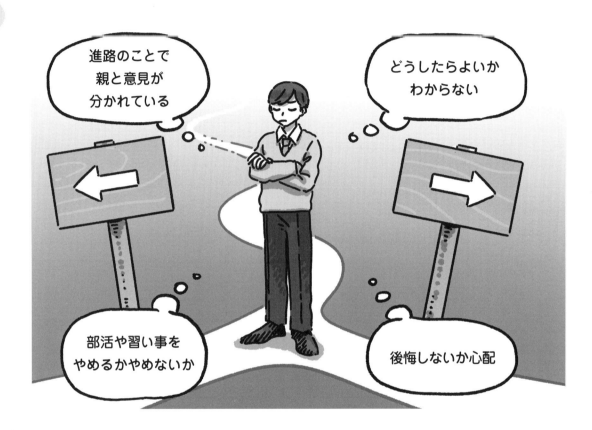

　今のあなたは、決断を迫られる大事な場面でとても悩んでいることでしょう。悩んでいるということは、自分の将来をしっかり考えているということです。

　いろいろな人に相談をしたり意見を聞いたりすることは、なにかを選択するうえでとても大事なことです。ただし、だれの話にも正解はありません。さまざまな考えを聞いたうえで、自分の気持ちを整理して決断しましょう。あなたの人生を歩むのは、ほかのだれでもなく、あなた自身です。

　だれかに決められた道ではなく、自分の道を自分で歩もうと考えることは、今後のあなたの人生において、とても重要な意味を持ちます。

「今」に意識を集中させてみよう

　過去や未来ではなく「今」に意識を集中させることで、頭の中の考えを整理することができ、新しいアイディアを生み出すことができます。

ストレス
コーピング

散歩

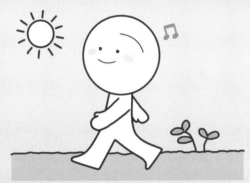

❶ただひたすら自分のペースで歩きます。

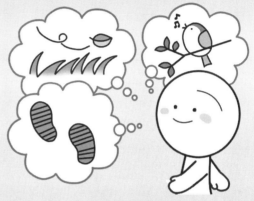

❷歩いているときの足の裏の感覚や、見える自然の景色、耳に入ってくる音、呼吸などを、感じるままに受け取ります。

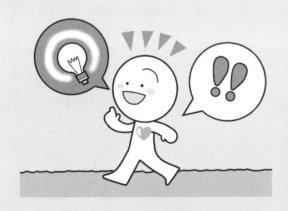

❸自分が感じるまま、ただ歩き続けます。歩いているうちに、少しずつ考えが整理されていきます。

POINT

①感じるままに意識を集中させて散歩しよう
②落ち着いて自分自身を見つめよう

12

不安のケア

周りの視線が気になる

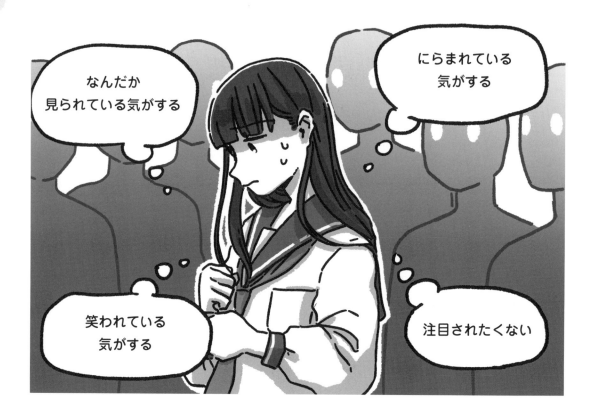

　人からつねに見られているような気がしてしまうあなたは、いつも落ち着かない日々を送っていることでしょう。もしかしたら、視線が気になるだけでなく、にらまれたように感じてしまったり、だれかが笑っているのを自分が笑われたように感じてしまう場面もあるかもしれません。

　そんなあなたは今、周囲に対してとても過敏になってしまっている状態です。視線だけでなく、音に対しても過敏に反応してしまうこともあるかもしれません。

　過敏になっているということは、心も体も戦闘モードになっている状態なので、まずはリラックスすることが大切です。

人はみんな自分のことで精いっぱい

　あなたは、周りの人全員の行動をすべてチェックすることができますか？　じつは人は、そんなに周りの人の言動の細かいところまで見ていません。みんな自分のことで精いっぱいで、自分が思っているよりも、ほかの人のことを気にしていないものです。

イメージ呼吸法

　リラクセーションの基本である呼吸法に、頭の中でのイメージを組み合わせることで、より高い効果が期待できます。

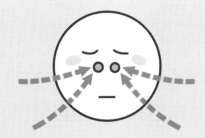

❶鼻から息を吸って

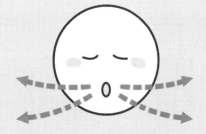

❷口からゆーっくり吐き出します。ほっとする場面をイメージしながら、ゆっくりとした呼吸をくり返します。

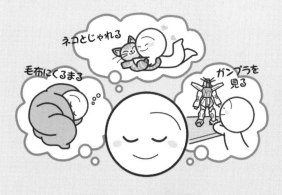

ネコとじゃれる

毛布にくるまる

ガンプラを見る

❸この呼吸法をくり返してリラックスできてきたら、自然と頭の中に気持ちがほっとする風景や場面などのイメージが浮かんできます。なにも浮かばない人はそれでもかまいません。

POINT ①場所を移動して安心できる環境に身を置こう
②イメージ＋呼吸を大切にしよう

13 悪口を言われているのではないかと思う

不安のケア

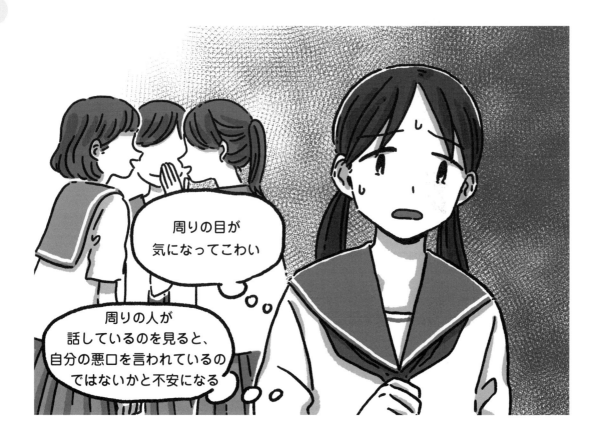

　いつも周りから悪口を言われているのではないかと不安に思って生活しているあなたは、きっと心が安まるときがないでしょう。

　もし本当に悪口を言われているのであれば、それはいじめに当たります。そのときは、近くの信頼できる大人に相談しましょう。もし、関係ない話かもしれないときでも「悪口を言われているのでは……」と不安な気持ちになるのであれば、それが「思考のクセ」になっていることもあります。

　自分を客観的に見ることで、生活しやすくなることがあります。

大人に相談してみよう

　悪口を言われているように感じたら、信頼できる大人に相談してみましょう。あなたを助けてくれる大人は必ずいます。相談することで心が軽くなることがあります。いじめが事実か事実じゃないか、どう対処するとよいか、相談しながら解決していく必要があります。

ストレスコーピング

日記をつけて客観的に考える

　客観的に考えるコツは、「事実かどうか」「一時的か、ずっと続くものか」「よい状態に結びつく考えかどうか」です。

○月○日（○）

今日は陽子と遊びに行く予定
だったのに、急に行けないと
言われてしまった。
嫌われているのかも…。

自分の気持ちを言葉にしてみると……

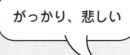
がっかり、悲しい

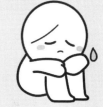

客観的に見ると……

楽しみにしていた分、
悲しみが大きくなってしまった。
陽子はドタキャンなんてめずらしいから、
なにかあったのかも。
一度きちんと話してみよう。

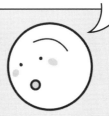

POINT

①まずは信頼できる大人に相談してみよう
②日記をつけて客観的に考えてみよう

不安で仕方がない

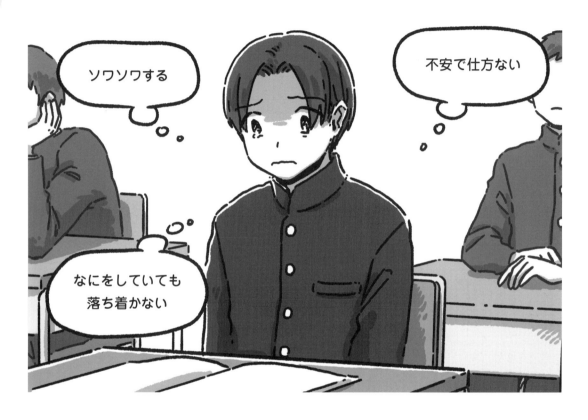

　今のあなたは、つねに不安な気持ちがつきまとい、落ち着いて生活できない状態です。もしかすると、不安になりやすい性格なのかもしれないし、不安のもとが1つではない場合もあるかもしれません。不安な状態が一時的ではなく長期に及ぶと、体の自律神経が乱れて体調を崩すこともあります。体に不調がある場合は93ページの漸進性弛緩法も試してみてください。

　あなたの中にある性格や不安のもとは、長い時間をかけてつくられてきたもので、それを変えるのには少し時間がかかります。体をらくにすることで心が整えられ、不安な気持ちがやわらぎます。

体をリラックスさせよう

　不安なとき、「落ち着こう落ち着こう」と頭で思っても、なかなか落ち着けるものではありません。そんなときは、体をリラックスさせることで自然と心もゆったりした気持ちになり、落ち着いてきます。リラクセーションの基本は「呼吸法」です。さまざまなストレスに対応することができます。

10 秒呼吸法

　呼吸法は息を吸ったときにお腹がふくらんで、吐いたときにお腹がへこむ腹式呼吸で行ないます。鼻から息を吸い、口からゆっくりと遠くへ、細く長く吐き出します。

❶姿勢を整える（いすの背もたれに軽くもたれ、足は力を入れずに自然に床につけて、両手は脚の上に乗せ、首は軽くうなだれる）。

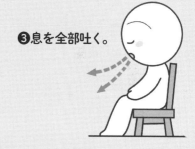

❸息を全部吐く。

❷静かに眼を閉じる。

❹鼻から1・2・3で吸って

❺4で止めて

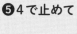

❻口から5・6・7・8・9・10でゆーっくり吐き出す。これをくり返す（吐くときに不安やモヤモヤが一緒に吐き出されるようにイメージする）。

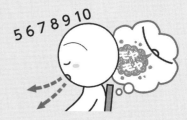

POINT
①ゆっくりとした呼吸に意識を集中させよう
②息を吐くときに不安やイライラが体から出て行くのをイメージしよう

学校に行きたくない

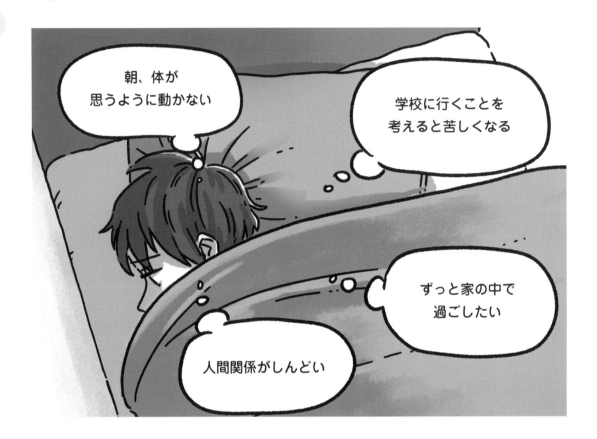

　学校に行きたくないという気持ちは、多くの人が一度は経験したことがあるはずです。行ってしまえば大丈夫だけど、行くまでがどうしてもつらい人、毎日行きたくない思いを抱えながらなんとか行っている人、そして学校に行けなくなってしまった人……。一人ひとり違う、いろんな思いを抱えているはずです。

　学校では多くのことを学べますが、必ずしも「学校」がすべてではありません。学校に行っていなくたって、社会で活躍している大人はたくさんいます。少し立ち止まって、今はまず、少しでも「安心」を増やしてみましょう。

あなたが好きなことやものはなんですか？

　好きなものがあることはとても大切なことです。ゲームやペットなど、どんなに小さなものでもかまいません。興味のあること、安心することやものがあることを誇りに思ってください。それは、今のあなたを支える大切なものです。

 安心探し

　自分が安心できる場所を探してみましょう。
●家の中ではどこ？　家以外ではあるかな？

家の中：
　　　　
家以外：
　　　　

●行ってみたい場所はありますか？

　もし、家以外で安心したり楽しめる場所、行ってみたい場所があればぜひ出かけてみましょう。学校に行けなくても、家の中にいるよりきっとあなたらしくいられるはずです。

 POINT
①学校が世界のすべてではないよ
②自分が安心できる場所やものを探そう

自分はダメな人間だ

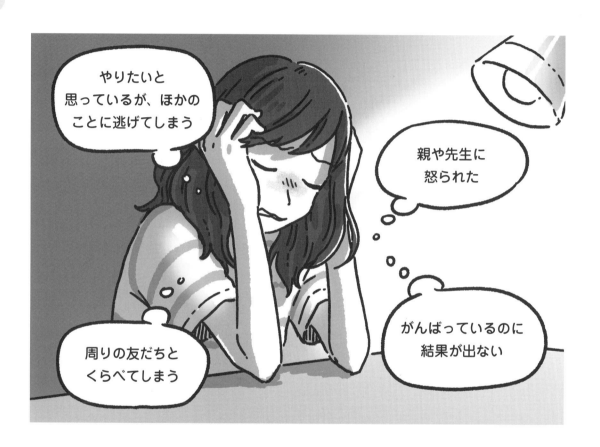

　今のあなたは、苦しい状況を必死に自分で受け止めようとがんばり、心のエネルギーが減ってしまっている状態です。そんなときは、自分のダメなところにばかり目がいってしまいます。実際には、そんなにダメな人間でしょうか。なにもかも完璧でないといけないのでしょうか。

　よいところがない人はだれ一人としていません。あなたは、あなたにしかない素敵なところを必ず持っています。あなたがあなたらしく過ごすために、自分のよいところに目を向けてみましょう。

あなたのよいところは？

どんな小さなことでもかまいません。3つあげてみてください。

```
1 _____
2 _____
3 _____
```

リフレーミング

リフレーミングとは、物事を見る角度を
変える方法です。
①コップにジュースがもう半分しかない
②コップにジュースがまだ半分もある
同じ状態でも2つの捉え方があります。
あなたはどっち？

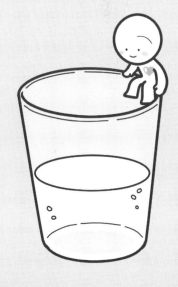

あなたがダメだと思っている部分は、本
当にダメな部分とはかぎりません。たとえ
ば、「私は神経質で臆病者だからダメだ」
と思っている人は、「何事も慎重に考える思慮深い人」ということにな
ります。あなたがダメだと思っている部分も、別の角度から見てみましょ
う。

①自分のよいところに目を向けよう
②悪いところをリフレーミングで別の角度から見てみよう

さみしい

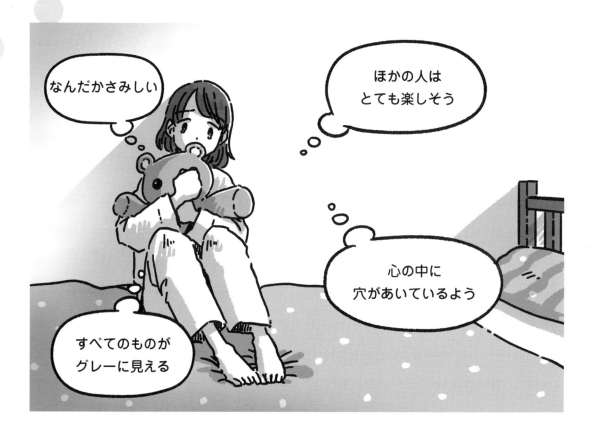

なんだかさみしい

ほかの人は
とても楽しそう

心の中に
穴があいているよう

すべてのものが
グレーに見える

　今のあなたはさみしい気持ちでいっぱいです。大切なものを失くしたのでしょうか。家族のようにかわいがっていたペットが死んでしまったのでしょうか。ときには、これといった原因がわからないのに、さみしさにとらわれることもあります。

　言葉にできないさみしさに襲われたときは、だれかのそばにいることが大事です。「そばにいて」と言えなくてもいいのです。あなたの心のサインを受け止めてくれる人と一緒に過ごしましょう。そばにいるだけで、温かい気持ちが生まれてきます。そして、話したくなったら、無理せずに素直に話してみましょう。きっと心がらくになります。あなたはなにも失ってはいないのです。

一緒にいたい人は？

少しだけでも一緒にいたら
いいなと思う人を3人あげ
てみてください。

1 ....
2 ....
3 ....

ペアリラクセーション

2人で行うリラクセーション技法です。

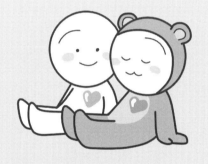 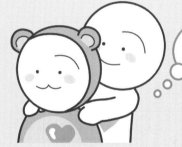

あなたは
大切な人…
大丈夫…

❶ほっとできる人のそばに
そっと座ってみよう。無
理に話さなくてもいいの
です。

❷肩にそっと手を置いて
もらおう。
手のあたたかさを感じ
てみよう。

❸プラスのメッセージを、
心の中で送ってもらおう。

　自分が好意を持っている人のそばにいるだけで、とても安心感が得ら
れます。肩にそっと手を置いてもらったら、もっと気持ちがらくになり
ます。自分は一人じゃない、もう少しがんばってみようという気持ちが
自然に湧いてきます。

 ①安心できる人と一緒に過ごそう
②肩に手を置いてもらうことで、気持ちが落ち着き、前向きになれる

18 だれも自分のことを わかってくれない

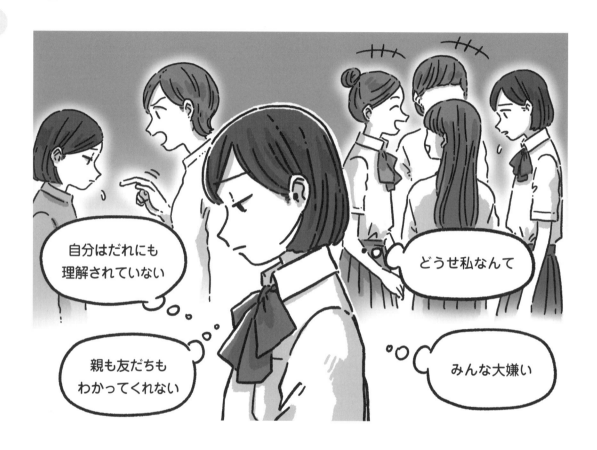

あなたは、とてもがんばり屋さんなのでしょう。学校では、友だちと仲よくしよう、勉強をがんばろう、部活をがんばろうと一生懸命。家では、親の期待に応えたいとがんばってしまう。でも、その努力を人に見せたくないところがあるのかもしれません。それなのに、だれにもがんばりを認めてもらえない気がして「ちゃんと認めてもらいたい」という気持ちがあふれそうになっているのだと思います。

こんなときは、他者からの評価を気にせずに、まず「自分」を見つめてみましょう。自分自身が最大の理解者（味方）になればいいのです。

あなたはどんな人？

　人は、ほんの少しのことで落ち込んだり、傷ついたりします。そして、自分なんてダメだとか、だれもわかってくれないと悩みます。他者からの評価を頼りに生きているからかもしれません。あなたは唯一無二の存在です。まずは自分をよく知ることが大事です。そうすることで、多少の評価や出来事では左右されない自己像ができあがります。

ストレス
コーピング

好きなもの探し

　あなたの好きなものはなんですか？　自分の今を見つめて、「好きなもの」や「やりたいこと」をノートやふせんに書き出してみましょう。
　たとえば、好きな食べ物を書いてみてください。だんだん楽しくなってくるでしょう。好きな動物、好きな歌、好きな芸能人…。具体的なものから始めて、「好きな時間」「好きな言葉」「やりたいこと」を書き出すころには、私という自分の姿が見えてきます。

♡好きな食べ物♡
・アイスクリーム
・ハンバーグ

♡好きな動物♡
・ネコ　・メダカ
・うさぎ　・クマ

♡好きな場所♡
・図書館
・公園

♡好きな言葉♡
：
：

♡好きな時間♡
：
：

❀やりたいこと❀
：
：

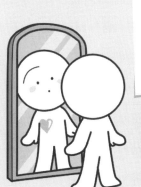

POINT
①自分自身が最大の理解者になろう
②好きなもの探しで、自分を客観視してみよう

だれも信じられない

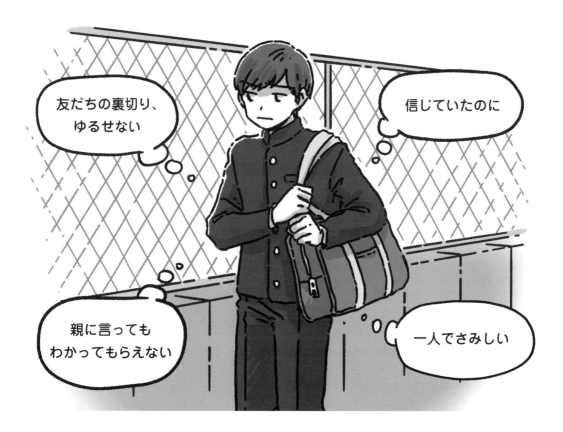

　信頼していた友だちに裏切られたのでしょうか。親からのなにげない一言に傷ついたのでしょうか。あなたの心は、さみしさとともに怒りでいっぱいになっているのでしょう。だれにも相談できず、さみしさと怒りを抱えたままではつらいばかりです。このままでは、ますます周りの人とうまくいかなくなってしまいます。

　まず深呼吸で心身を整えましょう。そして、「心のそうじ」を始めましょう。吐く息とともに、怒りやさみしさが体の外に出ていくイメージを描いてみましょう。少しすっきりしたら、信頼できる人やあなたを助けてくれる人を心に思い浮かべてみましょう。

イメージ呼吸法Ⅱ

31ページで紹介した「イメージ呼吸法」の応用です。イメージしながら腹式呼吸をします。

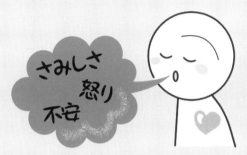

❶体の中の嫌なもの（さみしさ・不安・怒りなど）をすべて体の外に出すというイメージで口から息を吐きます。

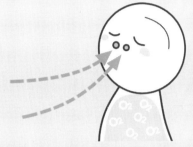

❷鼻から息を吸うときは、新鮮な空気が体に入ってきて、体のすみずみまで新鮮な酸素が行き渡るというイメージを描きます。

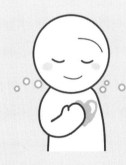

❸3分続けると、心が落ち着いてきます。

　生物学的にいうと、腹式呼吸を行うことにより、血流がよくなり、自律神経のバランスがとれるようになります。また、脳内物質のセロトニンが分泌されることにより、心の安定が得られます。

　イメージを描きながら呼吸すると効果は抜群です。不思議と元気が出てきます。

　元気が出たら、少し勇気を出して相談です。だれかに自分の気持ちを聞いてもらいましょう。

POINT

①イメージ呼吸法で心のそうじをしよう
②少し元気が出たら相談してみよう

20 一人ぼっちだと感じる

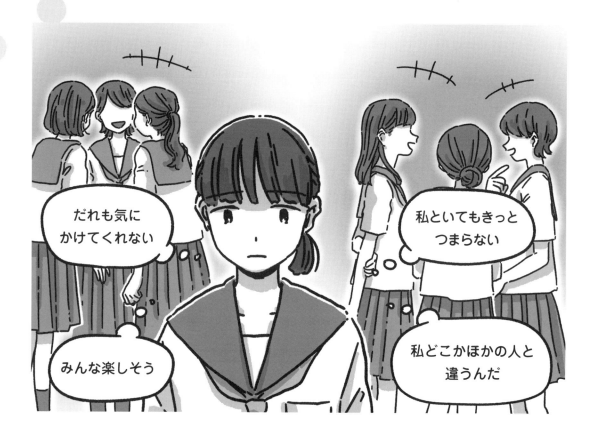

　一人ぼっちは本当にさみしいものです。だれに言われたわけでもない
のに、なぜか一人ぼっちと感じてしまった。あるいは、はっきりと集団
の中で孤立した状態に置かれてしまった……。そんな感情は、さみしさ
と不安が混じった、なんとも心細い状態です。人は、集団にいるからこ
そ孤独を感じます。一人になりたくないという気持ちはだれでも強く持
っていて、だからこそさみしさが深くなってしまうのです。

　そんなときは、「一緒にいるとほっとできそうな人」を探してみましょ
う。ふだんからよく知っている友だちや家族じゃなくてもいいのです。
今は一人ぼっちだと感じるけれど、これからどんな人と出会うかはだれ
にも予想できません。

ほっとできる人を見つけよう

一緒にいるとほっとできそうな人を３人あげてみましょう。

【例】

1　部活の友だち

2　塾の先生

3　家族

1	
2	
3	

肩上げ

　ほっとできそうと思った人に、少しだけ自分の気持ちを伝えられるように、自分の心の緊張をゆるめましょう。鏡に向かって、両肩をぐっと上げてみましょう。上がりにくいときは、ストレスがたまっているときです。肩をゆるめて、心の緊張をほぐしてみましょう。

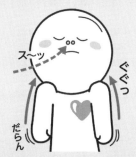

❶息を吸いながら、両肩を耳につけるように上げます。腕の力は抜きましょう。

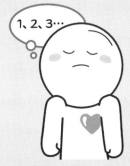

❷そのままの状態で10数えます。長く感じるときは、5まででもいいです。

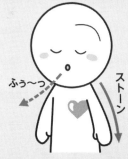

❸ふうっと息を吐きながら、一気に力を抜いて肩をストーンと落とします。

参考：『イラスト版子どものストレスに対応するこつ』（合同出版）より

 ①ほっとできる人を見つけよう
②肩上げで心の緊張をほぐしてみよう

どこにも居場所がない

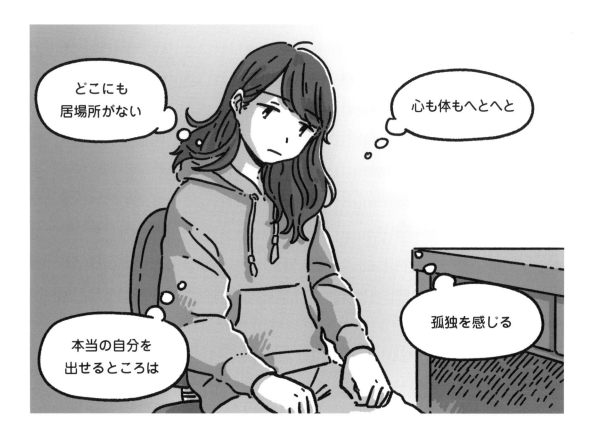

「どこにも居場所がない」と感じているあなたは、とても周囲を気づかう人です。いつも周りの人のことを自分より先に考えて、その人やグループの雰囲気に合わせようとがんばっているのではないでしょうか。

　人の気持ちを優先しすぎて、無理が重なっているのかもしれません。緊張と不安で心が疲れ切っているのかもしれません。

　こんなときは、心ではなく体に働きかけてみましょう。心と体はつながっています。体がゆるむと心もゆるみます。

ほっとできる場所からスタートしよう

あなたには、ほっとできる場所がありますか。自分の部屋ですか。本屋さんですか。図書室ですか。保健室ですか。居場所がないと感じたら、ほっとできる場所でエネルギーをためましょう。

 イメージ呼吸法Ⅱ　プラスのメッセージバージョン

45ページで紹介した「イメージ呼吸法Ⅱ」のプラスバージョンです。

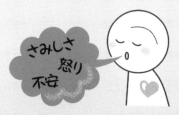

❶体の中の嫌なもの（さみしさ・不安・怒りなど）をすべて体の外に出すというイメージで口から息を吐きます。

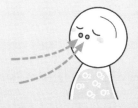

❷鼻から息を吸うときは、新鮮な空気が体に入ってきて、体のすみずみまで新鮮な酸素が行き渡るというイメージを描きます。

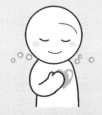

❸3分続けると、心が落ち着いてきます。

❹吐く息とともに不安を吐き出した後、今度は「大丈夫、なんとかなるさ」というプラスのメッセージを心の中で自分に送りましょう。これだけで少し勇気が湧いてきます。

 POINT　①心の緊張や不安を取るために体をゆるめよう
②自分にプラスのメッセージを送ろう

いつもイライラする

怒りのケア

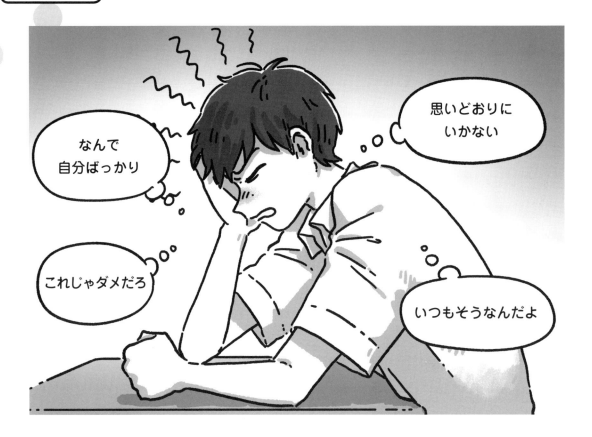

　いつも周囲のことを気にかけているあなたは、ほかの人よりもいろんなことが見えてしまうため、さまざまなことが気になり、「何とかしなければ……」と考えているのでしょう。

　そんなあなたをイライラさせる正体はなんなのでしょうか……。

　人は、不安やつらさ、悲しみや苦しさといったネガティブな感情をためておくことができる器を持っています。こうした感情が、器からあふれ出すことでイライラを引き起こします。

　そして、そのネガティブな感情がイライラになる決め手は、「こうなるはず」といった期待や、「こうあるべき」といった自分の価値観が前面に出るときなのです。

イライラの3つのタイプを知ろう

自分のイライラを書いてみましょう。

そのイライラは、どのタイプに当てはまりますか？

自分の価値観に当てはめて、イライラが止まらない。

まあいいかと、許せる面を見つけられる。

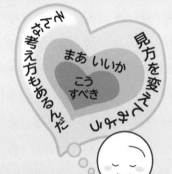

違う立場に立ったり、受け止め方を変えたりできる。

自分の「こうあるべき」「こうあるはず」にとらわれると、イライラが止まらなくなります。
心のエリアを少し広げてみましょう。

ストレスコーピング イライラの点数化

もっとも強いイライラを10点とした場合、どんなことが当てはまるでしょう。自分のイライラを点数化して客観的に考えてみましょう。

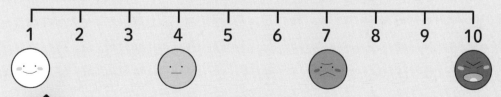

POINT
①「こうあるはず」「こうあるべき」にとらわれないようにしよう
②イライラを点数化して客観的に考えてみよう

23 あの日の「怒り」を忘れられない

怒りのケア

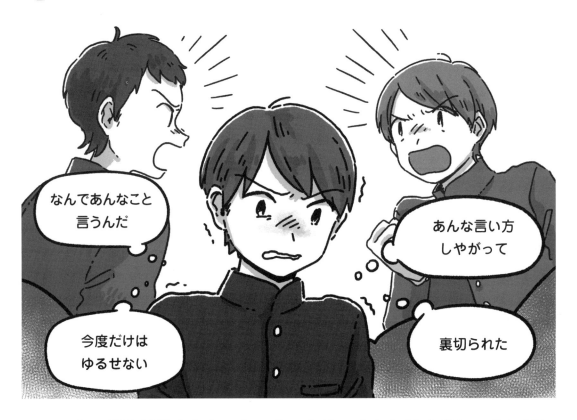

なんであんなこと言うんだ

あんな言い方しやがって

今度だけはゆるせない

裏切られた

　ここまで怒りが収まらないということは、あなたは本当につらい思いをしたのでしょう。そのことを少しでも思い返すたびに怒りが込み上げてきたり、眠れない夜もあったのではないでしょうか。

　しかし、過ぎてしまったことを気にしすぎて、今あなたの心の中がネガティブな感情に支配されてしまうのは、あなたをますます苦しめることになります。

　今も忘れられない出来事へのあなたの怒りを、少し分析してみましょう。

　そもそも、あなたはなにに怒りを感じているのでしょうか。大きくふくれあがって収まらない怒りを、時間がたった今だからこそ見つめ直し、整理してみましょう。

怒りを分析してみよう

忘れられない「怒り」を記録することで、心の整理をしてみましょう。

怒りを記録することを「アンガーログ」と言います。自分はなにに対して腹が立ったのか、どうしてほしかったのか、どうすればよかったのかふり返ります。

アンガーログ

いつ	
どこで	
なにがあった？	
自分はどう反応した？	
どうしてほしかった？	

変えられないものと、変えられるもの

自分自身で「変えられるもの」「変えられないもの」はどれですか？

Ⓐ 相手の考え方	Ⓑ 自分の考え方
Ⓒ 未来	Ⓓ 過去

変えられるものは、Ⓑ「自分の考え方」とⒸ「未来」です。それなのに「変えられないもの」「どうすることもできないこと」に対して怒りを感じていませんか。

自分で変えられるものと、変えられないものを判断し、「自分には変えられないものがある」と受け入れることで、怒りの感情を抑えられるようになります。

POINT
①なにに怒りを感じていたのか分析してみよう
②自分では変えられないものがあることを受け入れよう

怒りを相手に
ぶつけたい

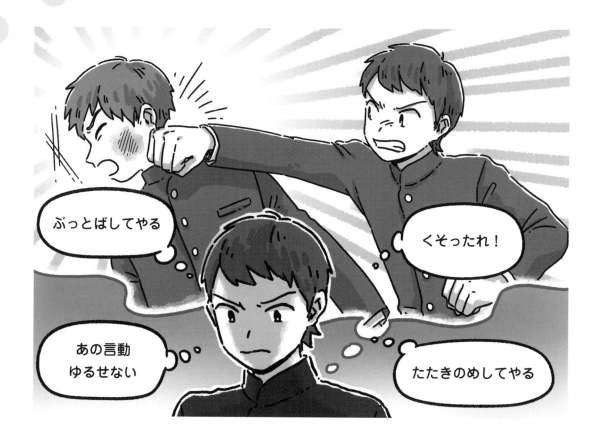

　怒りの感情はだれにでも起こりえるものです。その怒りをぶつけたくなる気持ちもわかります。ただ、怒りを相手にぶつけるだけではなにも解決しません。怒りをぶつけることで、相手との関係や周囲との状況が悪化してしまうこともあるでしょう。

　そんなことは、きっとあなたもわかっているはずです。それでも怒りが収まらないときは、人に当たらずに、まずはその怒りを紙に書いてぶつけてみましょう。

　書くことで自分の中の怒りが整理でき、心の中を客観的に見られるようになります。

紙に書いて怒りをぶつけてみる

①怒りを感じたことについて書こう

具体的に、なにに怒りを感じたか書いてみましょう。

②相手に対するグチを書こう

人に言えないグチも暴言もすべて吐き出し、自分が考えていることを書き切ってみましょう。
そうすると、少し落ち着いてきませんか。

③なぜそのような気持ちになったか書こう

自分が怒りを感じやすい状況が見えてきます。

④どうすればよかったか、考えられれば書こう

③までやってみて、冷静になれていれば考えてみましょう。
そうでなければ、一晩寝てから考えてみましょう。

POINT
①思いっきりグチってみよう
②どうすればよかったかは、冷静になってから考えよう

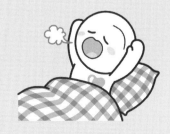

大きな声で
怒鳴ってしまった……

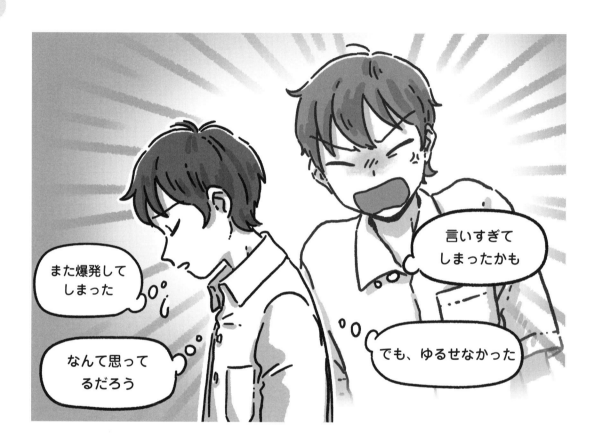

　あなたは責任感が強く情熱的だから、どうしても許せないことやがまんできないことに出会って怒鳴ってしまったのでしょう。でも、怒りを爆発させ少し冷静になると、後悔の念にかられることがあります。

　怒りを感情に任せて爆発させてしまうと、後で相手との関係を修復することがたいへんなことがあります。また、あなた自身が周囲から偏見の目で見られてしまうこともあります。

　怒りを爆発させることで自分が背負うことになるリスクを回避するためにも、大きな怒りを感じたときの対処法を身につけましょう。

怒りの持続は6秒間だけです

　もし強い怒りを感じたら、まずその場から離れましょう。学校であれば、ろう下に出たり、トイレの個室に入ったり、家であれば、自分の部屋に入るなどしてください。そして、6秒間カウントしながら深呼吸をしましょう。怒りの持続は6秒間といわれています。

　また、強い怒りの感情が出てくるときは、呼吸が速くなっているか、止まっているはずです。深い静かな呼吸で怒りをコントロールしましょう。

6秒カウント深呼吸

6秒カウントで深呼吸をしてみましょう。

嫌な感情を吐き出し、新鮮な空気が入ってくるイメージで行ないます。

深呼吸の極意	深	深く呼吸する
	長	長く呼吸する
	細	吐くときは、息を細くする
	均	吸う量と吐く量を同じ（均等）にする
	緩	肩の力を抜いて、ゆっくり緩やかに呼吸する
	軽	「フー」など声を出さないように軽く呼吸する

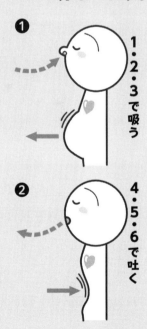

❶ 1・2・3で吸う

❷ 4・5・6で吐く

 ①まずその場から離れよう

②6秒カウントしながら深呼吸をしよう

26 いらだちをため込んで自分を責めてしまう

怒りのケア

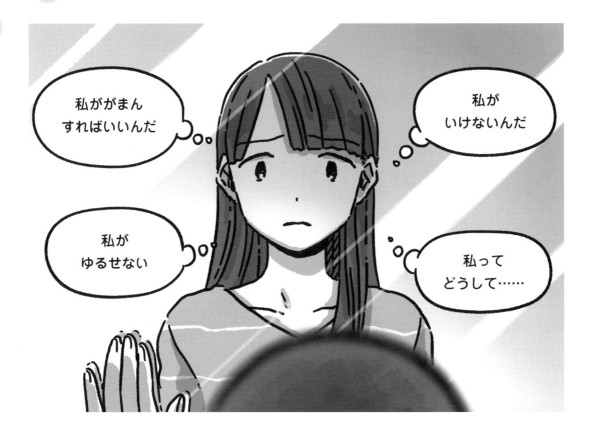

　あなたは、相手の立場や気持ちを大切に思い、あなたが本当に思っていることや考えていることを表に出さないようにしているとてもやさしい人だと思います。

　でも、自分を責めてはいけません。あなたのいらだちの原因を整理して、相手にあなたの思いを伝えてみませんか。

　あなたがいらだちを感じているということは、その背景にはなにか不安に感じていることや心配事があるのかもしれません。

　良好な人間関係を築くために、自分の思いを適切な方法で伝えてみましょう。

自己表現には３つのタイプがあります

 ノン・アサーティブ……自分の気持ちよりも相手を優先し、言いたいことをがまんしてしまうタイプ

アグレッシブ…………相手よりも自分の気持ちを優先し、自分の意見を押しつけがちなタイプ

アサーティブ…………自分の気持ちを正直に表現し、相手の意見も大切にするタイプ

 ストレスコーピング

アサーション

アサーションは、言いたいことを飲み込んだり、相手を責めるのではなく、自分も相手も理解し尊重したうえで、自分の意見を適切な言い方で伝えるコミュニケーションスキルのひとつです。

自己表現の３つのポイント

❶自分の気持ちを考える
自分の正直な気持ちはどういうものなのかをしっかりと特定します。

❷相手の気持ちや立場を考える
自分の気持ちを一方的に伝えるのではなく、それを言われた相手がどのように感じるのか想像します。

❸伝える言葉を考える
「私」を主語にして建設的で肯定的な言葉を使ってみましょう。「あなた」から「私」に変えるだけで批判的な発言に聞こえないことがあります。

【例】×「あなたはいつもそうじをさぼって自分勝手だ」
　　　○「私はあなたがそうじをしてくれたら助かります」

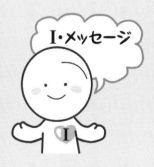

I・メッセージ

POINT
①自分の気持ちと向き合ってみよう
②主語を「私は……」というI（アイ）メッセージで伝えよう

やる気が起きない

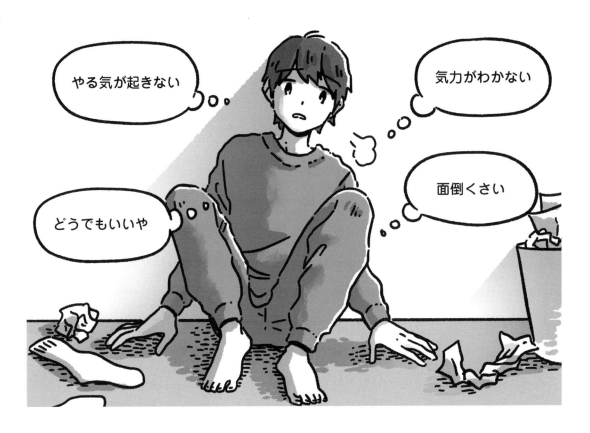

なんらかの原因で気持ちが沈むと、いつもならできることが、なぜかできなくなってしまいます。

そんなときは、「やる気スイッチ」を押してみましょう。あなたのやる気スイッチはなんですか。日ごろの自分をふり返ってみましょう。

どうしても力が出ないときは、「シャー！！」と大きな声を出してみましょう。同時に両手を大きく広げると効果的です。これは、アクティベーションという方法で、リラクセーションとは逆に、やる気を引き出す効果があります。

何回かくり返していると、知らぬ間にやる気スイッチが入りますよ。

あなたのやる気スイッチは？

あなたは、ふだんどんなときにやる気が起きますか？
自分だけのやる気スイッチを見つけてみましょう。

アクティベーション

アクティベーションとは、体を動かして交感神経を高めることでやる気を引き出す方法です。自律神経（12ページ）を整えるためには、交感神経と副交感神経のバランスが必要です。「やる気が起きない」という状態は、副交感神経（鎮める役割）が優位になっている状態です。

大きな声を出したり、ポーズをつくって体を動かしたりすると、交感神経（高める役割）が刺激され、やる気スイッチが入りやすくなります。

体に働きかけることで、心が動いていくのです。

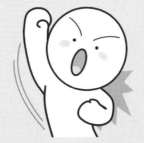

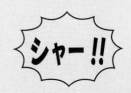

シャー!!

POINT
①自分のやる気スイッチを見つけよう
②「シャー!!」でやる気スイッチを押そう

がんばりたいけど なにも手につかない

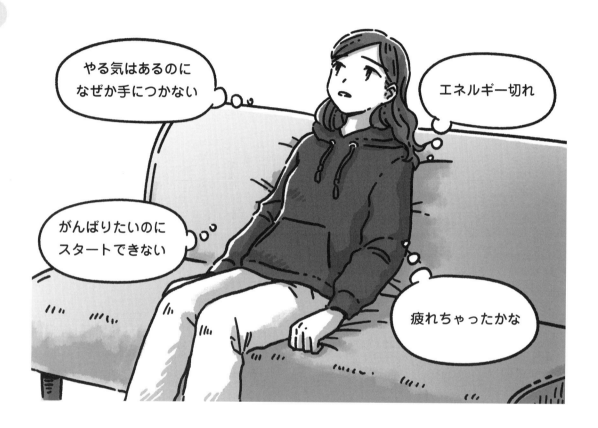

「がんばろう！」という気持ちはいっぱいなのに、なぜか勉強（課題）や部活の練習などが手につかないことがあります。今は、心と体のバランスがとれていない状況かもしれません。がんばり屋さんのあなたは、いつの間にか心身の疲れがたまっているのです。頭では「やらなきゃ」と思っていても、体が「休みたい」とSOSを出している状態です。

こんなときは、思い切って休んでみましょう。なんにもしない1日をつくって、思い切りリラックスしてはどうですか。課題や部活の練習からひととき離れて、がんばり屋さんの自分をそっといたわってみましょう。そうすると、自然に「またがんばろう」という気持ちが出てきます。

「ゆるゆる GO ！」を合言葉に！

　「休む＝怠けている」と思っていませんか？　なにも手につかないのは、がんばりすぎて心の緊張の糸が伸びきってしまった状態です。毎日一生懸命にがんばっている自分を、今はまずはいたわってあげましょう。そして、体からの SOS に応えて、「今は休むとき」と割り切ってください。

　合言葉は「ゆるゆる GO!」です。心身が疲れたらゆっくり休んで緊張の糸をゆるめ、元気が出てきたらまたがんばればいいのです。

回避

　人は、自分にとって困難なものが現れたとき、2 つのどちらかの方法をとります。それは、「接近」と「回避」です。接近とは、その問題に直接的に働きかけ、乗り越えようとすることです。回避は、まさしくその問題から一時的に遠ざかることです。これは決して悪いことではありません。回避して、心と体にゆとりができたら、あらためて取り組めばいいのです。長くがんばり続けるために、とても大切なコーピングです。

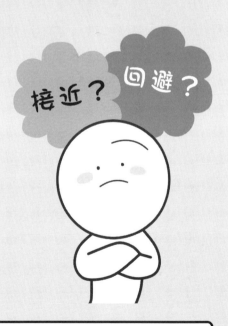

 ① 「ゆるゆる GO ！」でのんびり行こう
② 一時的な回避でリラックスしよう

やるべきことが
多すぎてパンクしそう

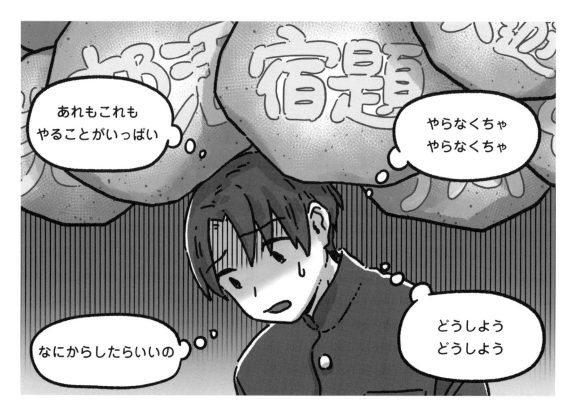

あなたの心はあせりでいっぱいになっています。やらなければならないことが目の前に山積し、どこから手をつけていいかわからなくなっているのでしょう。

そんなときはまず深呼吸！　ゆっくり呼吸することで体も心も落ち着いてきます。

その後は、「ふせん大作戦」をしてみてはどうでしょう。やるべきことをふせんに書き出してみましょう。書き終えたら、優先順位をつけて並べてみましょう。

やるべきことを可視化（見える化）すると、パニック状態になった頭の中が整理されてきます。大丈夫、きっとできますよ。

まずはゆっくり深呼吸しよう

❶まずは深呼吸で心を落ち着けましょう。
❷体をふわっとゆるめたら、鼻から息が自然に
　入ってきます。
　新鮮な空気が胸の中に広がる感覚を味わって
　みましょう。

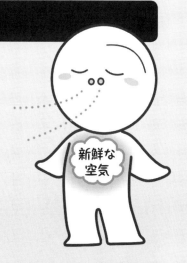

新鮮な
空気

ストレス
コーピング

ふせん大作戦

　頭の中にバラバラに散らばっているやるべきことを、一つひとつ取り
出して並べていくと、全体像が現れてきます。書くという行為で物事を
整理し、見通しを持つことで安心できるので、次に進めるのです。

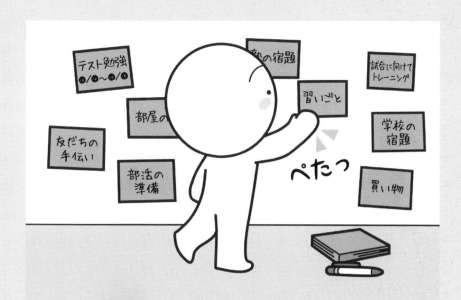

POINT
①パンクしそうなときは、まず深呼吸しよう
②ふせんを使ってやるべきことを整理しよう

無気力で
なにもしたくない

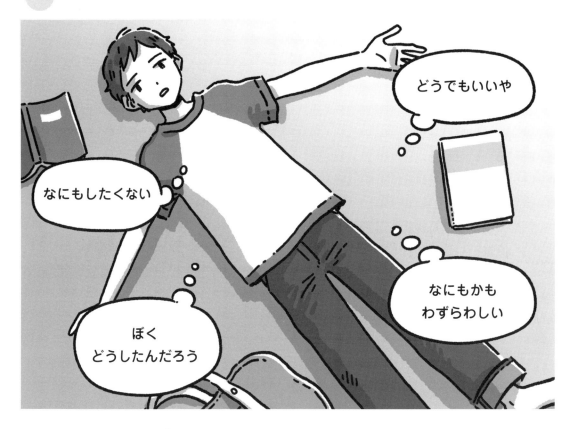

　無気力な自分にがっかりしないでください。だれでもそんな状態になるときがあります。心も体もパワーを失っているときは、「今は休むときなんだ」と割り切りましょう。

　ゆっくりと、体の声を聞いて、眠たかったら寝て、食べたいものを食べて、スマホや活字・映像から離れて休みましょう。

　少し元気になってきたら、体に働きかけましょう。ヨガには「調身・調息・調心」という言葉があります。調身とは、姿勢を整えること。調息とは、呼吸を整えること。この2つを整えることで、調心（心を調えること）につながります。そうすると、いつの間にかパワーがチャージされていきます。

体の声を聞いてみよう

眠たい。お腹がすいた。頭が痛い。

静かなところで、体の SOS を聞いてみましょう。

どんなことを感じましたか？

調身（姿勢を整える）

ストレス
コーピング

❶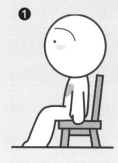

いすの背もたれから体を起こして、自分の体は自分で支えるようにしましょう。

❷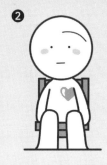

足は肩幅程度に開き、ひざは直角にします。両腕はごく自然にだらんと下にたらしましょう。頭のてっぺんからお尻まで、背中に一本のしなやかな軸を立てましょう。

❸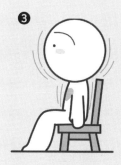

その軸を少し前に倒したり、後ろに傾けたりして、一番しっくりするところですっと背筋を伸ばしましょう。

❹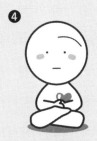

座禅の場合は、正座したあと前後に動いて、軸を整えます。姿勢が伸びていると、肩の力は抜けます。

POINT

①体と対話しよう
②姿勢を整えよう

頭が働かなくて
なにも考えられない

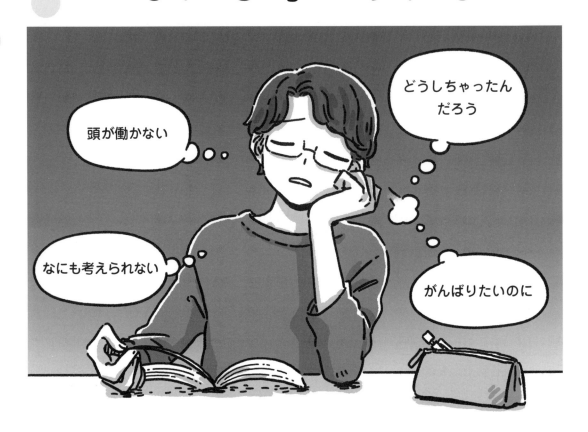

　さあがんばろうと思っているのに、なぜか頭が働かないことがあります。頭がフリーズした状態でなにも考えられないようです。

　こんなときは、生活のリズムが崩れていることがよくあります。朝起きて、朝ご飯を食べて、夜は早めに寝るなど、自然な生活リズムを取り戻すことが大切です。

　太陽の光を浴びることによって分泌される神経伝達物質のセロトニンが不足すると、睡眠をとっているのに体の疲れがとれない、朝起きてもボーッとして頭が働かないなど、不調を感じるようになります。

　朝日を浴びて、少し歩いてみましょう。脳が活性化し、つぎつぎアイディアが生まれてくるでしょう。

セロトニンを味方にしよう

脳内物質であるセロトニンは、幸せホルモンとも呼ばれています。この物質が増えることで、心が安定して前向きになることができます。

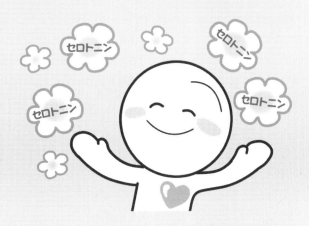

朝日＋有酸素運動

脳内物質であるセロトニンを増やす方法は、「朝日を浴びる」＋「散歩などの有酸素運動をする」ことです。すぐにでも取り組めることなので、セロトニンを味方につけて、スッキリ気持ちよく１日をスタートさせましょう。

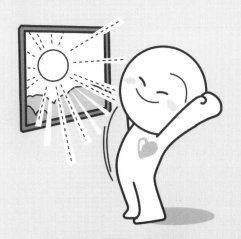 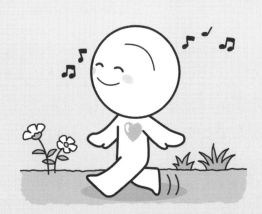

 POINT
①朝日を浴びてセロトニンを増やそう
②生活リズムを整えよう

自己否定のケア

すぐに
あきらめてしまう

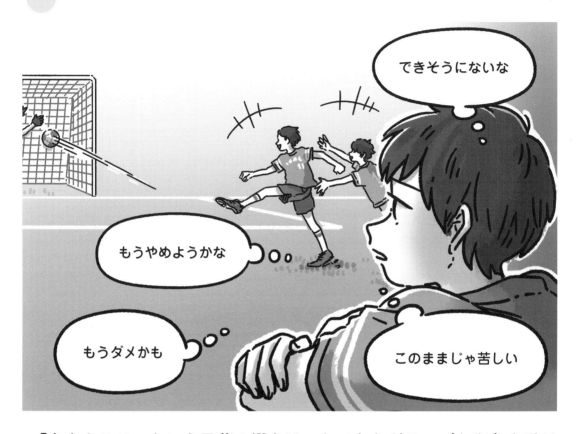

　「あきらめる」という言葉の響きは、とてもネガティブな印象を受けます。しかし、この言葉の語源をたどると「明らめる」と書きます。その意味は「物事の事情・理由を明らかにする」「心を明るくする。心を晴らす」です。つまり、「あきらめる」とは、ただ単に断念するということではなく、真実を受け入れ、力を入れる方向性を見極めるということなのです。

　あなたが今、なにかをあきらめようとしているのであれば、その方法や手段がふさわしくなかったということが明確になったのかもしれません。

　今一度、本当にその目的を達成したいのか、そして今の方法や手段を見直してみてはどうでしょうか。

自分自身との対話

どうしても、あきらめたくないものに出会ったら、なぜそれを達成したいのか、その理由を5W1Hで、自分自身に問いかけてみましょう。

❶ What（なにを）	なにが目標なのか。なにを与え、なにを得るのか。なにができるのか。
❷ Who（だれが）	だれのために行うのか、役立つのか。だれに聞けばアドバイスを得られるか。
❸ Where（どこで）	どこでそれが役立つのか。どこに行けばアドバイスを得られるのか。
❹ When（いつ）	いつが適しているのか。どれくらい時間が必要なのか。時間は限られているのか。
❺ Why（なぜ）	なぜそれをする必要があるのか。なぜあきらめてしまったのか。
❻ How（どのように）	どのような方法が適しているのか。どのような意識が必要か。

目的意識を明確にすることで、再びエネルギーが湧き出てくるはずです。今、取り組んでいることを整理してみましょう。

❶ What（なにを）	
❷ Who（だれが）	
❸ Where（どこで）	
❹ When（いつ）	
❺ Why（なぜ）	
❻ How（どのように）	

POINT
①あきらめることは悪いことではない
②自分自身と対話して、目的意識を明確にしよう

友だちがいない

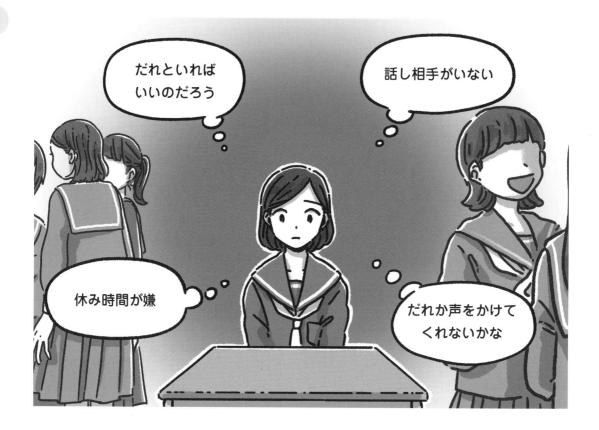

　今、友だちがいないからといって、落ち込む必要はまったくありません。そして、友だちは無理をしてつくるものでもありません。

　友だちがほしいからといって、自分の気持ちを押し殺してまで相手に合わせたところで、あなた自身が苦しくなるだけでしょう。

　あせらなくても大丈夫。きっとあなたにも大切な本当の友だちができるはずです。

　もし、どうしても友だちをつくりたいという思いが強いのであれば、無理のない程度に、挨拶して一言交わすことにチャレンジしてみてはどうでしょうか。

好き嫌いがあって当然です

友だちをつくりたいというあせりから、だれかれかまわずコミュニケーションをとろうとしてしまうかもしれませんが、そんな必要はありません。相手も人間ですから、好き嫌いがあって当然ですし、ときには自分を嫌う人もいるかもしれません。

自分のことを理解してくれる人がいるのはうれしいことです。それは相手も同じです。できるかぎり相手のことを知る努力をしてみましょう。そして、気の合いそうな相手かどうか判断することも大切です。ただし、自分が相手に好意を抱いても、相手が自分に好意を持ってくれるかは別の話ですので、期待しすぎないようにしましょう。

挨拶して一言交わす

「挨拶」のそれぞれの漢字の意味を見てみると、「挨」には心を開くという意味、「拶」にはその心に近づくという意味があります。つまり、「挨拶」は、自分の心を開き、相手の心に近づいていくことなのです。

そして、挨拶をして終わるのではなく、次の一言を交わすだけで相手との距離はグッと近くなるはずです。天気の話、服装の話、昨日の出来事など、その相手と共有できる一言を交わせるとより効果的です。

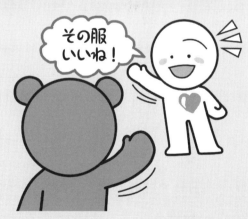

その服いいね！

POINT
①あせらず気の合いそうな人を探そう
②挨拶からの一言を交わしてみよう

34 本当の自分とはなにか わからなくなった

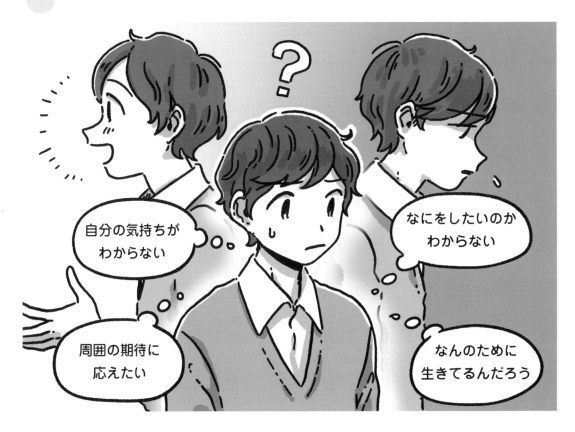

　本当の自分がわからないということは、本当の自分はなんなのかという疑問を持ち、自分自身と向き合うことができているということです。では、本当の自分とはなんでしょうか。だれもが日常生活のなかで、その場の空気を読んだり、他人に合わせたりして、自分の思いとは違っていたとしても、その場にふさわしい自分になろうとしています。

　たとえば、家族の前ではだらしない自分、学校ではしっかり者で頼られる自分。どちらもあなたなのですが、無理をしているときもあるでしょう。

　でも、本当の自分とはなんなのか、あせって悩む必要はありません。今、まさにあなたは「本当の自分」をつくり上げている真っ最中なのです。

自分に対するネガティブな感情がありませんか？

本当の自分がなにかわからないと感じるとき、自分に対してネガティブな感情を抱いているのかもしれません。

ネガティブな感情の代表的なパターン

自分が嫌い	人に合わせすぎたり、嫌なことを断れなかったり、ほかの人とくらべて思うようにいかない自分に嫌気がさしている。
自分の感情にフタをしている	自分さえがまんすればと、自分の感情を押し殺し、自分の感情にフタをする。
自分を受け入れられない	自分に厳しく、「しなければならない」「こうあるべき」といった自分の言動に対する判断基準がある。

今あなたは、こんな思考パターンになっていませんか？

できたこと日記

「できていない」ことから、自分の「できた」ことに目を向けましょう。自分のできたことを毎日意識し続けてみると、コツコツがんばっている自分に気づき、ネガティブな感情が薄れて逆に自分をほめたくなってきますよ。

深呼吸が
できた

日記

 POINT
①あせらず、今できることを考えよう
②できている自分にも目を向けよう

35 自分を変えたいと思う

自己否定のケア

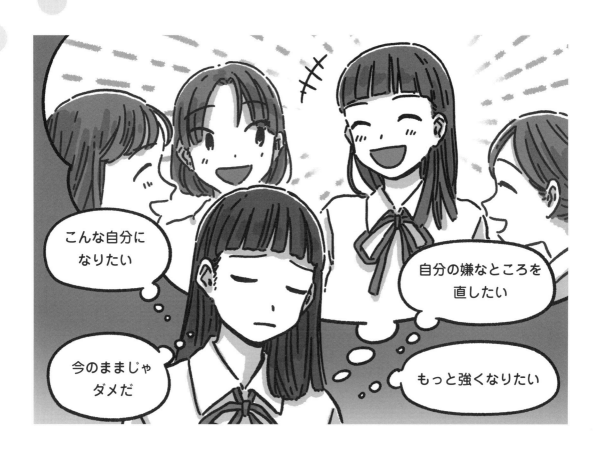

　「自分を変えたい」と思っているあなたは、すでに自分を変えるための第一歩を踏み出しています。あとは、理想の姿をめざして具体的な行動に移すだけです。

　とはいうものの、自分を変えようと「決意」しただけで終わってしまうことはよくあることです。それほど、自分を変えるということはむずかしいことなのかもしれません。

　あなたの「自分を変えたい」という思いを持続させながら、理想の自分に近づくためには、まず「今の自分」に気づき、少しずつでもステップアップするための習慣を身につけていくことが大切です。

ポイントは習慣化させることです

　自分を変えたいと決意しただけで終わらせないためには、1カ月間ステップアップのための行動を続け、習慣化させることです。習慣化してしまえば、必要以上にやる気を奮い立たせる必要はなく、実践することができます。

理想の自分を可視化

　自分の理想の姿に近づくためには今の自分を知ることが大切です。「いつまでに」「どうなりたい」のかを書いてみましょう。さらに、そのために「なにをするのか」を具体的に言葉にしてみましょう。

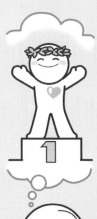

①今はどんな自分？

> 考えすぎず、思うがままに書き出してみましょう。

②いつまでに、どうなりたい？

> 数値目標を立てると、どれだけ近づいているかわかりやすいでしょう。

③そのためになにをするといい？
　言葉にしよう。

> 具体的な行動を書きましょう。たとえ挫折したとしても、自分を責める必要はありません。また思い立ったら始めましょう。

 POINT
　①理想に近づく行動を習慣化しよう
　②理想の自分を可視化しよう

周りに心を開けない

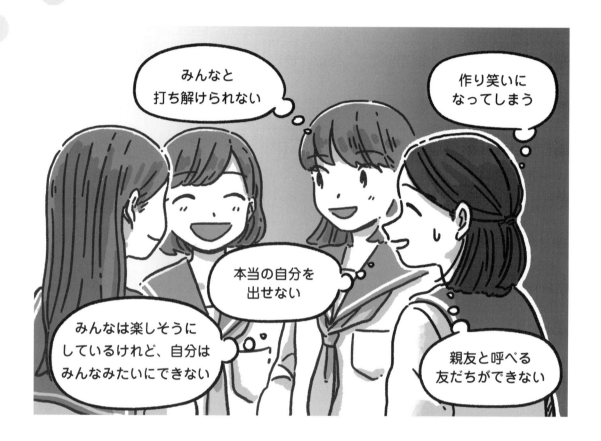

あなたは今、心の扉を開けたいと思っているのですね。心の扉を閉じたまま、開けたくないと思っていたこともあったでしょう。それでも今、心を開いて周りの人と関わりを持とうと考えているあなたの思いは、本当に素敵なことです。

じつは、心の扉はいきなり開くわけではありません。無理矢理こじ開けるものでもありません。自分が安心できて、居心地がよくなったら自然と少しずつ開いてくるものなので、あせる必要はありません。心の中の大事なものは、大切にしまっておいて、いつか自分が話したくなったら話せばいいのです。

自己開示とは？

　心を開いて友だちと楽しい関係を築きたいと思うのは、だれもが持っている願いです。自分の好きなものや、身の回りで起きた出来事など、プライベートな情報を相手にありのまま伝えることを「自己開示」と言います。自己開示することによって、会話が弾み、相手との距離が近くなって、深い話もできるようになります。

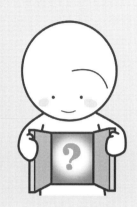

　自己開示のポイントは、

❶自分のことを正直に伝える→「これを言ったら変に思われるかな？」「嫌われないかな？」という過剰な気遣いをやめましょう。

❷相手の話に、自分の経験や考えを足して伝える→相手に共感しながら「自分はこう思う」「こんなことがあった」と話してみる。相手に合わせすぎることをやめましょう。

自分のことメモ

　人に知ってほしいことや伝えたい出来事をメモしておきましょう。「これは言ってもよい」と思うことを書き留めるだけでいいのです。

　友だちになりたい人と会話するときに「自分のことメモ」を思い出して自己開示に役立ててみましょう。

●家でネコを飼っている　名前はメンタル・サン
●お笑い番組が好きで、とくに「笑点」が好き
●勉強は苦手だけど、歴史マンガにはまっている
●キングヌーの曲を聞いて、いいなあと思った
●からあげとハンバーグが好きで、毎日食べたい
●今やってみたいことはダイエット
●ゲームやりすぎて、めちゃおこられた
●小学校のとき、自転車でころんでできた傷がまだ残っている

 POINT　①自分のことをありのままに伝えてみよう
②「自分のことメモ」を書いてみよう

相談する相手がいない

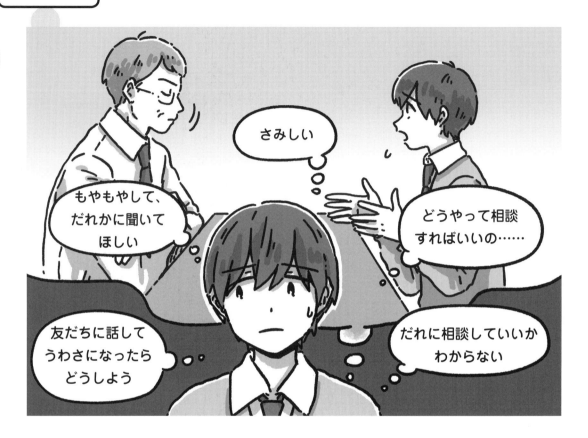

　相談相手に悩んでいるあなたは、なにか困っていることがあってだれかに話を聞いてほしいと思っているのですね。それは、前に一歩を踏み出そうとする積極的な気持ちで、とても素晴らしいことです。人は一人では生きていけません。困ったときに相談できるという経験を積むことは、これからの人生においてとても重要な心の安定につながります。

　相談が苦手な人は、相談相手が見当たらないだけではなく、どうやって相談していいかもわからないと悩んでいることもよくあります。

　困っているとき、苦しいとき、あなたは一人ぼっちだと感じてしまっているかもしれませんが、じつは、あなたを助けたいと思っている人もいます。

助けてくれそうな人はだれ？

今まで相談したことがないけれど、話を聞いてくれそうな人を思い浮かべてみましょう。それは必ずしも友だちとはかぎりません。

あなたが思い浮かべた人は、あなたが助けを求めたとき、きっと助けてくれる人です。

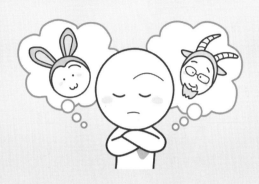

ストレス
コーピング

人に話を聞いてもらう

だれかに話を聞いてもらうことで、驚くほど心が軽くなります。あなたが思い浮かべた人に、思い切って相談してみましょう。

「聞いてほしいことがある」と切り出してもいいし、雑談をしているときに「じつは……」と話してもいいでしょう。直接相談するのに抵抗がある場合は、手紙やメールでもいいでしょう。

人に話すことで、自然と頭の中が整理され、心が軽くなります。

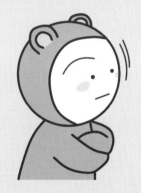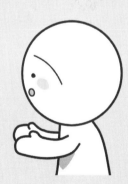

POINT ①一度相談してみて、思っていたのと違うと思っても、絶対にあきらめないこと。ほかにもあなたの心に寄り添ってくれる人はいる
②相談内容が命に関わることなら、勇気を出してスクールカウンセラーや心療内科などの専門家を頼ってみよう

38 自分のことが嫌い

自己否定のケア

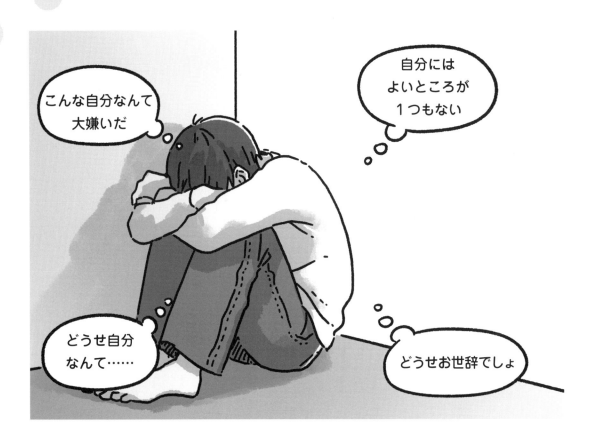

こんな自分なんて
大嫌いだ

自分には
よいところが
1つもない

どうせ自分
なんて……

どうせお世辞でしょ

　あなたが自分のことが嫌いと思っているのは、自分のダメだと思うところとしっかり向き合っている証拠です。そして、今は自分の嫌なところばかりに目が行ってしまっている状態です。

　そんなあなたは、目標や理想が明確になっていて、「こうあるべき」という思いをしっかり持っているのでしょう。そうやって望ましい姿を思い描ける人はそれほどいません。とても素敵なことです。

　一方であなたは、理想と現実の差を感じて、苦しくなっているのではないでしょうか。いきなりなんでも完璧にできる人はいません。失敗や挫折をくり返しながら、めざす姿に近づこうとすることが大切です。

イラショナルビリーフをやめよう

「こうあるべき」という考え方は、イラショナルビリーフと呼ばれ、非論理的な思い込みのことを指します。

あなたの考える「こうあるべき」は本当にそうでしょうか。

そうでなくてはダメなのでしょうか。

完璧な人などいません。そうでなくてはならないことなど決してありません。

自分をほめてみる

どんな小さなことでもかまいません。自分自身を認めてあげましょう。

ほめられる点をメモをして、部屋に貼っておくのもいいですよ。「ほめる日記」をつけるのもおすすめです。

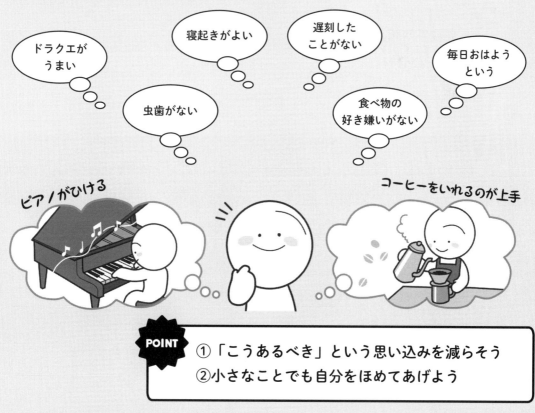

> ドラクエがうまい
> 寝起きがよい
> 遅刻したことがない
> 毎日おはようという
> 虫歯がない
> 食べ物の好き嫌いがない
> ピアノがひける
> コーヒーをいれるのが上手

POINT
①「こうあるべき」という思い込みを減らそう
②小さなことでも自分をほめてあげよう

朝、体が動かない

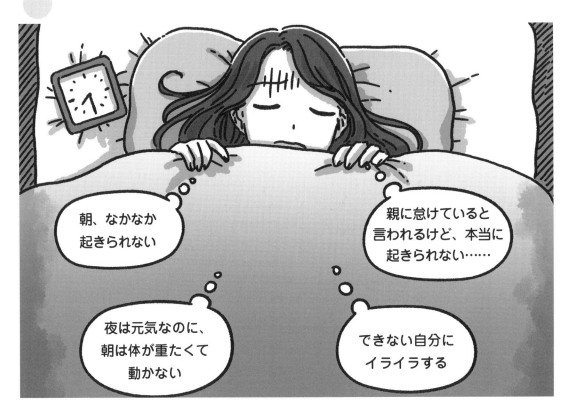

朝、しんどいのに、あなたはよくがんばっています。思春期は自律神経が乱れやすくなり、朝、起きられないという症状があってもおかしいことではないので、安心してください。ただし、下の表で3つ以上当てはまれば「起立性調節障害」という中高生がなりやすい自律神経失調症の可能性があります。一度医療機関で検査をしてもらうとよいでしょう。

□立ちくらみやめまいがする	□緊張時に腹痛や頭痛
□起床時に気分が悪い／失神をともなう	□活動時（昼間）に倦怠感
□嫌なことで気分が悪い	□乗り物酔いがひどい
□動悸や息切れがある	□朝、なかなか起きられず 午前中調子が悪い
□顔色が青白い	

自律神経を調える

　自律神経とは、内臓の働きや代謝、体温などの機能をコントロールしている神経です（12ページ）。自律神経は、昼間や活動中に活発になる「交感神経」と、夜間やリラックスしているときに活発になる「副交感神経」の2つの神経のバランスが大切です。中高生の時期はバランスを崩すことがよくあります。自律神経を整えるためには、「自律訓練法」や35ページの「10秒呼吸法」などが効果的です。

自律訓練法

　イメージを使って体と心をリラックスさせる方法です。静かに落ち着ける場所で、いすに座るか仰向けに横になった状態で、心の中で❶❷の言葉を数回くり返します。❶では体の重さに意識を集中させます。❷では体の温かさに意識を集中させます。

❶「右腕が重たい→左腕が重たい→両脚が重たい」
❷「右手が温かい→左手が温かい→両脚が温かい」

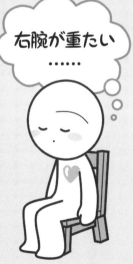

右腕が重たい……

　手足が重たく感じたり、温かく感じたら上手にできている証拠です。なにも感じなくても心配はいりません。毎日行なうことで、だんだん上手にできるようになり、自律神経を整えることができるようになります。

POINT
①自律訓練はリラックスできる場所でやろう
②体の重さと温かさに意識を集中してみよう

よく頭痛や腹痛がある

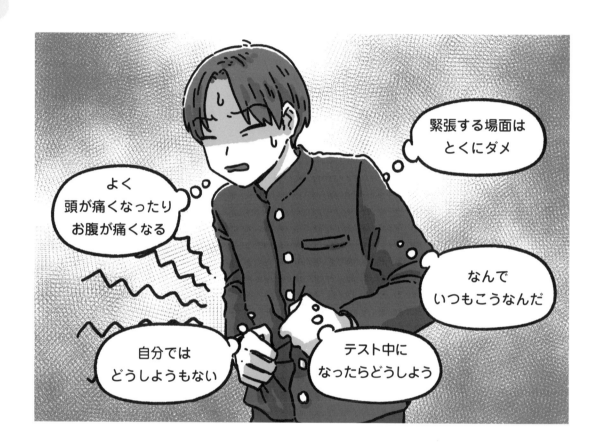

風邪をひいているわけではないのに、しょっちゅう頭痛や腹痛など体にいろんな不調が出るあなたは、ストレスがたまっていたり、心身が疲れているのかもしれません。

あなたが怠けているわけでも、仮病でもなく、自分ではどうしようもない痛みであることを周囲に理解されずに、苦しいときもあるでしょう。

心と体は深く関係しています。心の調子が悪くて体の調子が悪くなってしまうこともあるし、その逆の場合もあります。また、ストレスがたまっているときに体に症状が出やすい体質の人もいます。

頭痛や腹痛が起こるのはどんなとき？

どんな場面で頭痛や腹痛は起こりますか。自分の痛みを一度、ふり返ってみましょう。「今は緊張からくる頭痛かな」「この腹痛は不安からきているのかな」と客観的にみることで、すっと落ち着く場合もあります。

よくある場面

テストが近づく	できなかったらどうしようという不安から痛む
みんなの前で発表する	ちゃんとやらなきゃと思う緊張感から痛む
苦手な人に会わなければならない	また嫌な気持ちになるだろうなという先取り不安から痛む

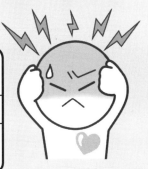

痛みが始まったら、まずは45ページの「イメージ呼吸法Ⅱ」で、体を落ち着かせましょう。

ストレス
コーピング

タッピング

タッピングとは、体の一部を「トントン」と指先で軽くたたくリラクセーションです。自分が気持ちいいなと感じるポイントを見つけたら、指先（1本から4本）でトントン触れてみてください。じわっと温かくなり、気持ちが落ち着いてくるでしょう。

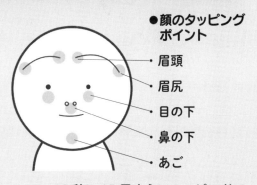

●顔のタッピングポイント
・眉頭
・眉尻
・目の下
・鼻の下
・あご

10秒に15回くらいのスピードで軽く行ないます。

POINT
①一番落ち着くタッピングポイントを見つけよう
②タッピングをしながら自分がよい状態になることを思い浮かべよう

のどが詰まったような感じがする

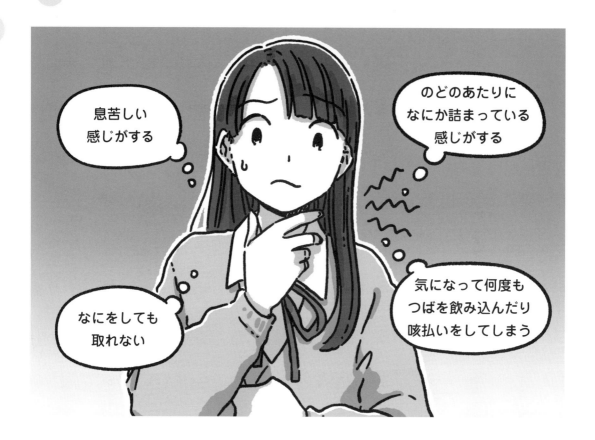

　のどが痛いわけではないのに、のどのあたりが詰まった感じがしてしまう症状は、ストレスがたまっているときなどに起こることがあります。病院に行っても異常がないと言われたり、周りに言ってもあまり理解されなかったりして、さらに不安な気持ちがつのっているのではないでしょうか。病院で検査をしても原因がわからない、このような症状は「咽喉頭異常感症（ヒステリー球）」といいます。ストレス発散が苦手な人やがまん強い人がなりやすいといわれています。

　心の苦しさが体にも現れるほど、たくさんの苦しさを抱えているのでしょう。

自分をらくにする方法を増やそう

のどが詰まった感じがする人は、ほかにも体に症状が出ていませんか。自分の気持ちや体をらくにする方法を1つでも多く見つけてみましょう。「10秒呼吸法」（35ページ）や「タッピング」（87ページ）、「漸進性弛緩法」（93ページ）などのケアがおすすめです。

ストレスコーピング のどヨガ

鎖骨の下のあたりに両手を重ねます。手を少し下に引くようにしながら、ゆっくり上を向き、のどを伸ばして20秒ほど深呼吸をします。そのまま顔の向きを斜め右、斜め左にも動かしてのどを伸ばします。

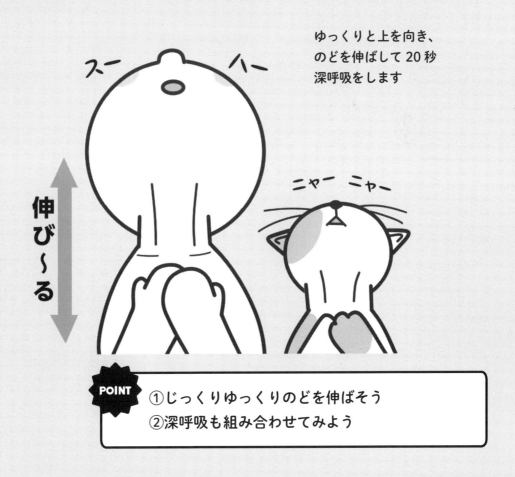

ゆっくりと上を向き、のどを伸ばして20秒深呼吸をします

スー ハー

伸び～る

ニャー ニャー

POINT
①じっくりゆっくりのどを伸ばそう
②深呼吸も組み合わせてみよう

めまい・ふらつきが ある

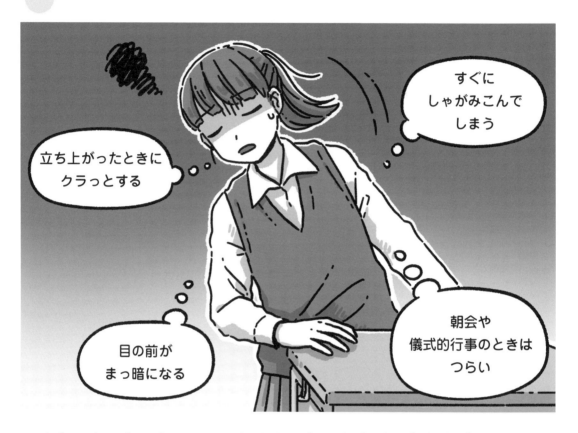

立ち上がったときに
クラっとする

すぐに
しゃがみこんで
しまう

目の前が
まっ暗になる

朝会や
儀式的行事のときは
つらい

　めまいやふらつきの原因はたくさんありますが、中高生がよく感じるめまいやふらつきは立ちくらみ（脳貧血）のことがよくあります。朝起きてすぐ、急に立ち上がったとき、お風呂上がり、長時間立っていたときなどに起こります。血圧の調節がうまくできずに、脳に酸素が行き渡らないことが原因で、突然目の前がまっ暗になったりクラっとしたりします。

　もし長時間めまいがしたり、耳鳴りがしたりする場合は、立ちくらみではないので耳鼻科を受診しましょう。また、疲れやすかったり階段を上るだけで息切れをするような場合は、治療が必要な場合もあるので内科を受診して、体に異常がないか診てもらいましょう。

クラっとしたら……

　めまいやふらつきよりもこわいのは、そのまま倒れて頭を打ってしまうことです。もしクラっとしたら、すぐにその場にしゃがみましょう。または、立っているときに足をクロスすると、たおれにくくなります。

軽い運動

　中高生のめまいやふらつきの原因は、脳に血液がうまく循環できていないために起こります。ストレスなどの心理状態によっても症状が悪化することがあります。

　散歩など、軽い運動を毎日30分程度継続しましょう。とくに足を使う運動をしましょう。運動は、血液を循環するポンプの働きをし、心身をリフレッシュさせ、ストレスを緩和する効果があります。

- 散歩
- 自転車に乗る
- ボールで遊ぶ（リフティング、シュート練習、キャッチボール）
- ダンス
- 泳ぐ
- 軽いジョギング
- 丘など高いところに登る
- 階段を上る

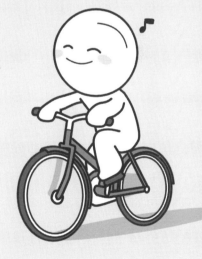

 ①軽い運動でいいので必ず毎日継続しよう
②もしストレスを感じているなら、ほかのコーピングもあわせてやってみよう

43 眠れない、または寝ても寝た気がしなくて疲れが残る

体のケア

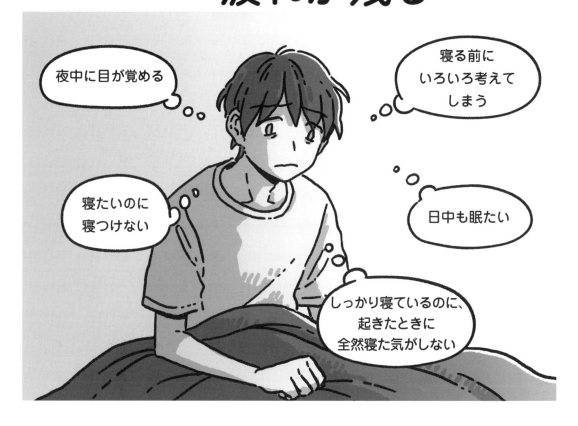

夜中に目が覚める

寝る前にいろいろ考えてしまう

寝たいのに寝つけない

日中も眠たい

しっかり寝ているのに、起きたときに全然寝た気がしない

　睡眠は、体と心の健康に重要な役割を担っています。よく眠れないときは、体を活発にさせる交感神経が働いていて、体をリラックスさせる副交感神経がうまく働いていない状態です。

　あなたは日ごろから緊張しやすかったり、体をリラックスさせるのが苦手なのかもしれません。でももし眠れなくても、あせる必要はありません。あせるとよけいに眠れなくなります。目をつぶって横になっているだけで体も心も休むことができます。体をリラックスさせると、自然と眠れることもあります。

眠りに関係するホルモンを整えよう

　日光を浴びることでセロトニンという神経伝達物質がつくり出されます。セロトニンは心の安定に深く関わっていて、さらに睡眠ホルモンのメラトニンを生成するための材料にもなるため、セロトニンが不足すると寝つきが悪くなったり夜中に目が覚めてしまったりと、よい睡眠が得られにくくなってしまいます。眠る前にはパソコンやスマートフォンの使用は避け、部屋を暗くして眠りましょう。

ストレス
コーピング
漸進性弛緩法
（ぜん　しん　せい　し　かん　ほう）

　人間は力を抜こうとしても無意識に力が入ってしまい、なかなか抜けません。そんなときは一度力を入れてから抜くと、驚くほど力が抜けます。

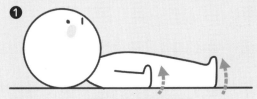

❶ 仰向けに寝て、両手首と両足首を立てる。

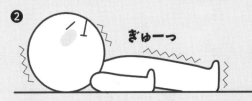

❷ 肩を上にあげて背中に力を入れる。腰を浮かせるようにしてお尻に力を入れる。奥歯をかみしめて顔に力を入れる。

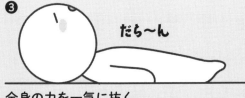

❸ 全身の力を一気に抜く。

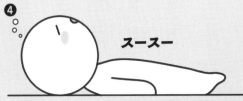

❹ これを3回くり返して、そのままゆったりした呼吸をくり返しながら眠りにつく。

POINT
①眠れなくてもあせらないようにしよう
②漸進性弛緩法で思いっきり力を入れて一気に力を抜いてみよう
③最後にゆったりした呼吸をくり返してみよう

動悸・息切れがする

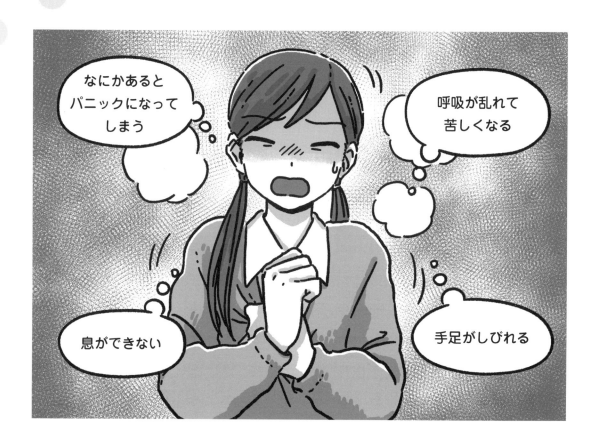

　ちょっとしたことで、動悸や息切れがしたり、呼吸が乱れたり、呼吸が浅く速くなってしまうことがあります。

　とくに不安や緊張、恐怖などをきっかけに、呼吸が荒くなってうまく呼吸ができなくなる状態を過呼吸（過換気症候群）といいます。

　死んでしまうのではないかと思うくらい、どうしようもなく苦しいため、さらにあせりや不安が大きくなってしまいます。過呼吸は、命の危険性はなく、必ずすぐに落ち着いてきます。苦しいときにもこれだけは忘れないでください。まずはゆっくり呼吸をして、気持ちを落ち着かせることが大切です。

呼吸にはこんな効果があります

　呼吸はいつでもどこでも無意識に行なっていますが、意識的に行なうことで、リラックス状態をつくったり、逆にやる気を引き出したりすることができます。

　人は不安や緊張状態のときに無意識に呼吸が浅くなります。意識して腹式呼吸することで心身を安定させ、不安やパニックを起こりにくくする予防的効果もあります。

ストレスコーピング 腹式呼吸

　過呼吸になってしまった場合の一番の対処法は、お腹を意識する呼吸法です。

　過呼吸になると、息ができなくて息を吸いたくなってしまいますが、一番大事なのは「ゆっくり息を吐くこと」です。苦しいけれど、がんばって息を吐けば、必ず吸えるようになります。

　これを、呼吸が安定するまでくり返します。手足のしびれも治まります。手足が冷たいときは、体を温めて行ないます。

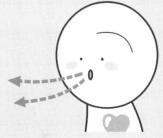

❶口をすぼめて、ゆーっくり長く息を吐きます。

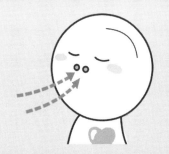

❷もう吐けないところまで吐いたら鼻から息を吸います。

POINT
①ゆっくり長い時間をかけて息を吐こう
②すぐに落ち着いてくるので、あせらずゆっくり対応しよう

45

体のケア

食欲がなかったり
吐き気がする

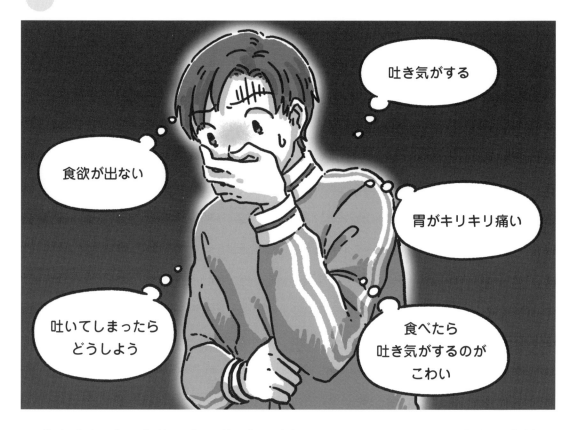

　発表会などの直前に食べ物がのどを通らないといった一時的な症状ではなく、何日も続いている場合は要注意です。がんばり屋さんの人が、日常のストレスから胃痛や吐き気を訴えることが多いようです。もしそんな症状が何日も続いている場合は、胃の粘膜が荒れていることも考えられるので医療機関を受診しましょう。

　食事は、睡眠や運動と並ぶ健康の柱の1つです。この1つが崩れると、ほかにも体調不良を起こしてしまいます。

　また、食欲がないからといってなにも食べないと、かえって胃痛や吐き気を催します。好きなものや食べられそうなものでいいので、少しでも食事をとり、しっかり睡眠時間を確保するようにしましょう。

胃とストレスは大きく関係しています

胃はストレスの影響を受けやすいといわれています。ストレス状態が続くと内臓が働かなかったり、胃酸が多く分泌されたりすることがあります。また、睡眠不足でも胃痛がすることがあります。その場合、しっかり寝るとすぐによくなります。

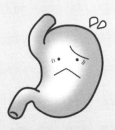

ストレス
コーピング

生活リズムを守ろう

胃の不調は、頭痛や体の痛みに比べて回復には時間がかかります。「よくなるまで時間がかかるんだな」「ゆっくり治ってくるんだな」と意識することが第一です。

そして、毎日の生活リズムを整えることに気持ちを集中させると、少しずつ心身の状態がよくなっていきます。ポイントは、できるだけ同じパターンの生活をくり返すことです。

- 毎日同じ時刻に起きる
- 毎日食事の回数を守る
- 毎日同じ時間に寝る

たったこれだけのことですが、続けていくことは案外むずかしいので、家族にも協力してもらいながら取り組みましょう。

マインドフルネス（11 ページ）、イメージ呼吸法Ⅱ（45 ページ）、自律訓練法（85 ページ）、漸進性弛緩法（93 ページ）なども、眠りをよくするのに役立ちます。

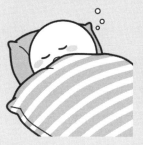

POINT

①ゆっくり治そうと意識しよう
②生活リズムを守ろう

46 だれにも会いたくない 消えてしまいたい

特別のケア

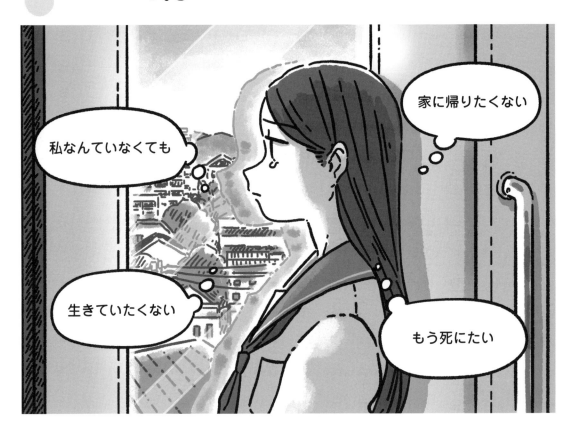

　予期しないことが起きて、今のあなたは、不幸のどん底にいるような気持ちになっています。そして、「この苦しみは、この先もずーっと続くに違いない。死ねば今よりらくに違いない」という思いでいっぱいです。このような心の状態を「心理的視野狭窄」といいます。人はあまりにも苦しいとき、心の余裕をなくして１つのことにとらわれ、ほかのものがなにも見えなくなってしまうことがあります。

　そんなとき、「どうせ自分なんて」という自己否定感と、「私のことなど心配してくれる人はだれもいない」という強烈な孤独感がさらにあなたを苦しめます。でも、これは永遠の苦しみなのでしょうか。本当にあなたは一人ぼっちなのでしょうか。

心理的視野狭窄の状態です

こんな思いにとらわれてないですか？

私なんてだれも気にしていない…

消えてしまえばらくになるかも…

将来が見えない…

無理してがんばっているけど、本当はだれにも会いたくない…

心理的視野狭窄とは、ストレスなどが原因で、目に入るものの範囲が狭くなるとともに、精神的に追い詰められて思考する力も弱まり、マイナスの方向へと考え方が固まってしまう心の状態です。

話を聞いてもらう

あなたがほっとできる人（47ページ）や、助けてくれそうな人（81ページ）に、話を聞いてもらいましょう。

①心がらくになる、②問題が整理される、③一人じゃないことがわかる、④一歩前に進める、ことがあります。

どうしてもだれかに話すのが嫌だったら、自分の好きな場所に行ったり、好きな音楽を聞いたりしましょう。心がらくになりそうなことを、試してみましょう。

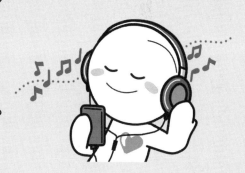

 POINT ①近くに助けてくれる人、味方になってくれる人（ゲートキーパー）は必ずいる
②心理的視野狭窄はだれにでも起こることで、だれでも脱出することができる

メンタルケアをした子どもたちの声

私は気持ちを押し込めていたからもっと周りの人に相談したりリラックスしたいと思った。これからも前向きに問題を解決したいし、ものには当たらないようにしたい。

リラックスするということだけでも自分の気持ちというのはとても落ち着くんじゃないのかなと思った。

考え方を変えるだけで、心が軽くなるからすごいなと思った。

自分をほめることは、コーピングの中でとてもよい方法だと思いました。ストレスを感じた時はぜひやってみようと思いました。

相談は、することも大事だけれど、乗ってあげることも大事だと思うから、大切にしていきたい。

自分のコーピング方法でありまりやってはいけない方法をしていたので、よい方法をためしてストレスを軽くしていきたいです。

子どものメンタルケアにおすすめの本

・・・・・・・・・・・・・・・・・・・・・・・・ 子ども向け ・・・・・・・・・・・・・・・・・・・・・・・・

『イラスト版子どものストレスに対応するこつ　家庭・学校ですぐに使える47のストレスマネジメント』
　安川禎亮・吉川和代、合同出版、2018年

『イラスト版子どものレジリエンス　元気、しなやか、へこたれない心を育てる56のワーク』　上島博、合同出版、2016年

『ストレスマネジメント・ワークブック　ストレスを知り、じょうずにつきあうために!』　大野太郎、東山書房、2002年

『日常生活・災害ストレスマネジメント教育　教師とカウンセラーのためのガイドブック』　竹中晃二・冨永良喜、サンライフ企画、2011年

『ヤドカリの物語　あなたとつくる心の絵本』
　石歌庵・はまなゆみ　子どものレジリエンス研究会企画、ブイツーソリューション、2018年

・・・・・・・・・・・・・・・・・・・・・・ 教員・保護者向け ・・・・・・・・・・・・・・・・・・・・・・

『ストレスマネジメント理論によるこころのサポート授業ツール集　DVD資料つき』　冨永良喜、あいり出版、2015年

『学校で使える5つのリラクセーション技法』
　藤原忠雄、ほんの森出版、2006年

『動作とイメージによるストレスマネジメント教育　基礎編　子どもの生きる力と教師の自信回復のために』
　山中寛・冨永良喜、北大路書房、2000年

『動作とイメージによるストレスマネジメント教育　展開編　心の教育とスクールカウンセリングの充実のために』
　冨永良喜・山中寛、北大路書房、1999年

『学校、職場、地域におけるストレスマネジメント実践マニュアル』
　坂野雄二、北大路書房、2004年

先生・保護者のみなさまへ

あなたは、10代の子どもたちのSOSを受けとめていますか？

「おれ、もうなにもしたくない……」

「私、ささいなことが気になってしかたない……」

この一見なにげないつぶやきを耳にしたら、どんな答えを返しますか？

「今までがんばってきたじゃないか。やる気を出せば大丈夫だ」

「小さいことは気にするな。気にするだけ損だから、前を向いていったらよい結果が出るよ」

このような励ましの言葉がプラスに働けばいいのですが、そうはならない場面もあります。

本書の46の事例は、実際に10代の子どもたちから発せられたつぶやきです。不安や緊張感、怒り、あせり、無気力感、自己嫌悪、体調不良など一言で片づけられない悩みを抱えながら、表向きは元気そうに装って日々がんばっている子どもたちのSOSです。

長年、不登校生の学校復帰に関わってきた経験から、このようなつぶやきをまず大人がSOSとして受け止めることが、大事なスタートになると実感しています。

子どもの言葉そのものをまっすぐ受け止めることが大切です。真面目で頑張り屋の子どもたちほど、自分を追い詰めがちです。周りの期待に応えたいと過剰な適応をしている状態で、つらい思いをなかなか表に出すことができないのです。

10代の子どもたちは心身の発達が著しく、感情も複雑に変化していきます。中学校・高校と進学によってどんどん環境が変わっていくたびに自分を新しい環境に適応させようと必死です。楽しいこともたくさんありますが、現代社会はそれ以上

にストレスフルな状態に置かれています。家庭環境も一人ひとりさまざまな状態にある中で、心身のバランスを崩しやすい状況にあるのは当然のことでしょう。

悩みを抱えている子どもたちに、どうアプローチしていけばいいのでしょう。教育的アプローチ、医療的アプローチ、社会福祉によるアプローチなど、一人ひとりの子どもに合わせた適切な道を探す必要があります。

この本は、10代の子どもたちに「メンタルケア」の具体的な方法を知ってもらうという目的で監修しました。ストレスや悩みはだれにでもあります。それを自分の力でケアする方法を学ぶことによって、心身のつらさが軽減されます。

・「体」に働きかけてみる──呼吸法・漸進性弛緩法など

・「ものの見方」を変えてみる──思考パターンの切り替え

・「行動」を変えてみる──新たな習慣づくり

自分の力でメンタルケアできるようになると、子どもたちは自信を持ち、次の困難に立ち向かう力が湧いてきます。

さまざまな情報があふれている現代ですが、ここに紹介したメンタルケアの方法は、学問的な裏づけのあるものに限って掲載しています。しかも、実際の教育現場で効果のあった方法ばかりです。

少しでも多くの子どもたちが、メンタルケアの方法を学んで心身を調え、自分らしく人生を歩んでいけたらと願っています。

2020年5月　安川禎亮（北海道教育大学教職大学院長）

■編著者
安川禎亮（やすかわ・さだあき）
北海道教育大学教職大学院長。
奈良県に生まれる。同志社大学文学部卒業。兵庫教育大学大学院学校教育
研究科修了。中学校教諭・教育委員会指導主事等を経て、現職。臨床心理士。

■著者
柴田題寛（しばた・みつひろ）
北海道教育大学附属釧路中学校教諭。釧路市教育委員会指導主事、公認心
理師。
北海道教育大学釧路校技術科卒業。北海道教育大学大学院教育学研究科修
了。学校心理士。
中学校現場で長きに渡り生徒指導・教育相談に関する研究を進めている。
また、ストレスマネジメント教育を取り入れた道徳の研究・実践をしている。

伊藤千明（いとう・ちあき）
北海道教育大学附属釧路義務教育学校後期課程養護教諭、公認心理師。
北海道教育大学札幌校養護教員養成課程卒業。北海道教育大学大学院教育
学研究科修了。学校心理士。
中学校現場で養護教諭として個別のストレスマネジメントの実践をしてい
る。また保健体育科・保健分野の授業において集団に向けたストレスマネ
ジメント教育を研究・実践している。

本文イラスト　　かわいちひろ
　　　　　　　　Shima.
本文デザイン　　後藤葉子（森デザイン室）
本文組版　　　　GALLAP
カバーデザイン　守谷義明＋六月舎

―――――――――――――――――――――――――――――

イラスト版
13歳からのメンタルケア
心と体がらくになる46のセルフマネジメント

―――――――――――――――――――――――――――――

2020年6月30日　第1刷発行
2023年2月20日　第4刷発行

編著者　安川禎亮
著　者　柴田題寛・伊藤千明
発行者　坂上美樹
発行所　合同出版株式会社
　　　　東京都小金井市関野町1-6-10
　　　　郵便番号 184-0001
　　　　電話 042（401）2930
　　　　URL：https://www.godo-shuppan.co.jp/
　　　　振替 00180-9-65422
印刷・製本　株式会社シナノ